人体物理学奥秘与健康

解码生命原理 构筑健康人生

张云飞 著

学苑出版社

图书在版编目（CIP）数据

人体物理学奥秘与健康／张云飞著. -- 北京：学苑出版社，2025．10． -- ISBN 978-7-5077-7247-0

Ⅰ．R32

中国国家版本馆 CIP 数据核字第 2025ME2165 号

出 版 人：洪文雄
责任编辑：宋　铮
出版发行：学苑出版社
社　　址：北京市丰台区南方庄 2 号院 1 号楼
邮政编码：100079
网　　址：www.book001.com
电子邮箱：xueyuanpress@163.com
联系电话：010-67601101（营销部）、010-67603091（总编室）
印　刷　厂：北京建宏印刷有限公司
开本尺寸：880 mm×1230 mm　1/32
印　　张：8.25
字　　数：185 千字
版　　次：2025 年 10 月第 1 版
印　　次：2025 年 10 月第 1 次印刷
定　　价：68.00 元

前　言

麻省理工学院生物物理学教授杰里米·英格兰（Jeremy England）提出"生命是物理学的必然结果"，笔者进一步认为："疾病是人体生命物理功能紊乱的必然结果，死亡是生命物理功能完全丧失的不可逆结果，伴或不伴有机体结构的损坏。"在阐释疾病与死亡现象时，显然物理学条件是必备条件，结构损坏是非必要条件。作为医生，首先应该明白人体工作的核心物理学原理，也就是说，只有弄清楚人体在常态下和病态下遵循的关键原理，我们才能准确判断何为健康、何为疾病，也才能知道疾病是如何发生发展的，借助望、闻、问、切收集疾病的内因（即气血能量强弱情况）及外在症状，再借助物理化学等现代检测技术来协助、印证、延展已掌握的疾病信息和补充、完善医生未掌握的疾病信息，通过对隐藏在局部病灶背后病因病理的全面认识和综合分析后，方可谈对疾病的精准诊治。正如一个修理汽车的工人，他必须熟练掌握汽车的运行原理，才能准确判断问题出在何处，再运用已掌握的修车技巧快速修好车，但他可以不必知道汽车的发动机是由什么材料构成、汽车轮胎橡胶的来源、汽油的整个提炼过程等；也如一个能快速修理好你手机的技师，他不必掌握里面各种元器件的成分与来源。可今天的医生和生命科学研究者要么迷惑在纷繁复杂的疾病表面现象中难以自拔，要么痴迷在细胞、分子、DNA等微观结构上不知所向，却对人体作为整体呈现出的健康与疾病现象的深层原理不闻不问，也就难怪当今会出现病人越治越多、治病花销越来越大、患者满意度日趋下降的局面。

著书是笔者多年的愿望，经历学医、从医，数十年所见所闻众多，感悟颇丰。正如佛说：众生皆苦，唯有自渡。众生受苦，笔者又岂能独善其身，愿与君共同成长。本书运用中西医理论，结合物理学原理，既从整体出发，又运用局部解剖及病理生理等知识来阐释生命运行的宏观逻辑、疾病发生发展的共同机制以及如何进行防病保健和精准施治。从单一因素、微观因素看待健康与疾病不是笔者写作的目的，当然可能会涉及一些，读者可以一晃而过，不必花太多精力去理解记忆。笔者力求用简单明了的语言和比喻阐明观点，既没有晦涩的阴阳五行、藏象经络等术语，也没有复杂的神经网络、细胞组分、分子结构、基因及其调控等表述，目的是让本书通俗易懂。如果读者是一位没有任何医学知识的"小白"，至少可以学到简单可行且廉价的养身方法；如果读者是从事复杂生命体物理学研究者，或许我们会有更多共鸣，理解"人体就是一个精密的物理结构，它是一个受心神意识支配和统摄的精密物理结构"；如果读者是一名普通医生，在认真阅读后，可能会给其更广阔的疾病认知，有助于开阔治病思维，丰富治疗手段；如果读者是一位从事局部微观的基础研究者，或许能助其脱离一叶障目而不见森林的境况，从整体出发研究局部病灶可能会更符合疾病的发生发展规律；如果读者与笔者一样，喜欢探秘人类生命的奥秘，本书可以助其了解从有人类以来，人类创造丰富的物质文化、宗教艺术、哲学科学的意义所在。如果读者喜欢研究佛学禅修、气功养生、康复保健等，本书可以助其去除其神秘性，增加对其科学性的理解。

写作本书的目的，在于让更多的人知道人体工作的宏观核心原理，生命得以维系的机制。这样，人们遇到疾病就不会恐惧和焦虑，可以利用这些原理和机制进行初步自我诊断和自我调养，充分发挥人体的自愈能力，无须过度依赖检查和药物；无须过度迷信局部科学的暂时发现，也许它离生命整体和疾病真相相去甚远；无须过度宣扬疾病的危害，以免加重群体的恐惧与焦虑，成为加重群体伤害的魔咒，也许它就是生命历程在某个阶段的偶然或必然现象，可能自愈，可能长时间共存，也可能恶化。如果能获得以上的认知能力，读者也就开启了自渡历程，也告知了广大读者：永远不要被疾病现象所迷惑，要有追根溯源的精神，启发透过现象看本质的深邃思维。

需要特别说明的是，本书中有一部分是关于一些物理学原理的内容，笔者不是专门从事物理学研究的，但常识告诉我，在阐述人体工作原理和生命现象时必然会运用物理学知识，此文努力尝试把深奥的物理原理与人体生命现象进行桥梁性衔接，便于更全面更准确认识生命历程中的健康、亚健康与疾病现象，由于学识有限，难免会有失偏颇和错误，欢迎广大读者指正。

作者

2024 年 8 月

自 序

医学是人类在长期与疾病做斗争的实践中产生和发展而成,在它的漫长发展历史中,大致经历了原始医学、古代经验医学、近代实验医学和现代医学的过程。欧洲的传统医学与实验生物学的结合诞生了现代医学,又称西医学,中国传统医学和西医学的融合正在形成系统医学模式。然而中医、西医结合几十年来的发展并未在人体基础科学上取得根本性突破进展,因此简单地表现为中医治疗手段和现代医学技术联合治疗的治病模式。两种医学在理论源头上,自说自话,各执一词,互不相通,彼此不屑,导致中西医结合几乎步入死胡同。究其原因,西医学作为科学技术的一部分,采取还原论的做法,越分越细,越来越基础,好像研究得越细,自然而然地总的东西就清楚了。事实上,还原论的观点有很大的缺陷,其没有考虑系统和有机整体,系统和整体并不是很简单地把细的东西加在一起后自然而然得到的东西;中医学经历了从感官现象到抽象认识再上升到逻辑上的关联,运用了整体观和朴素哲学的辩证观来认识人体生理病理,这是中医学最大优势并具有科学性的重要特点,其不足之处在于太过抽象和模糊,缺少对系统结构的精细了解和对现代科学技术的开放性运用，容易陷入自说自话的诡辩和狡辩，难免被别人冠以"玄学"和"伪科学"之称谓。由于以上两种医学认识论的差异，在面对共同认知客体（人体）时本应有一致性观点却变得水火不容。

中国现代著名科学家钱学森先生在20世纪80年代开始专注于人体科学研究，发现在还原论指导下现代医学的不足和欠缺，意图用整体观和系统观补全其不足，于是就有了钱老著名论述："气功是中医理论、气功和人体功能这三者的核心，而中医理论、气功和人体功能又是开展人体科学研究的钥匙。"钱老这句话不是他随口说说，而是在多处讲话提到并在杂志上刊登，显然这是他运用系统观、整体观对人体科学未来发展突破方向高瞻远瞩的论断。他期望把系统学和其他科学理论用到人体科学，建立人体科学基础理论，这项理论将联系到科学理论的最前沿发展。他曾感慨相对论和量子力学出现于现代科学舞台的情景，那时舞台在西欧，他乐观地认为，人体科学的研究将在中国开花结果，此时舞台在中国。钱老曾勉励研究者："在前进的道路中，会有一些无理取闹的非议，我们不必为它分心；也会看到一些人在讥笑，我们也不必理睬……；只要我们踏踏实实苦干，终将做出贡献。"可遗憾的是，在钱老有生之年未曾看到人体科学获得开花结果的那一天，中医学和西医学依旧沿着各自的老路继续在黑夜中摸索，以至于中西医结合在理论上至今无根本性进展。直到钱老2009年10月离世，关于人体科学宏观、系统的基础研究也沉寂于历史发展的洪流中，没有了声息。

笔者从医近30年，一直从事中西医结合临床工作和理论探索，2018年有幸成为全国第六批名老中医药专家王超主任医师的师承弟子，我有了再次学习的机会，开始从系统层面思考人体工作原理。同时，受到台湾王唯工著《气的乐章》和台湾吴清忠著《人体复原工程》等著作中一些观点的影响，他们虽不是从事医学专业研究的，但他们的工程原理理论给予了笔者一定启发。随着临床观察增加、多学科理论知识积累和自我内省对照等，对人体工作的物理学原理有了基本成形的认识，在师承毕业时，以《从'气'论治》作为毕业论文顺利通关。在后续的时间里，偶然机会又先后通读了钱学森《论人体科学》《智慧的钥匙——钱学森论系统科学（第二版）》和《论人体科学和现代科技》等著作，汲取其中的养分，再对我的理论体系进行重新梳理，发现其中有许多内容正是钱老之问和所期，遂整理后出版。

本书介绍的理论体系第一是抓住人体气血能量这个关键核心，抓住这个关键点，就会对人体结构关注的维度降低许多，而不会完全被组织结构所牵绊。第二是抓住脑和神经系统对人整体的统摄和调节作用的宏观层次，来阐释在脑思维的统摄协调下各脏腑功能如何在特定的原理下完成各自的功能并与其他脏腑功能保持协同，保障气血能量充盈和运行畅通，实现人体整体的健康和谐态或进入亚健康态和疾病态。第三是运用上述理论体系来解释健康、亚健康、疾病、气功养生、自愈力、长寿等人体不同功能态，使人们对其认识更为本质和透彻，在未来预防养生和疾病治疗上开启更广阔的思维。第四是气压理论作为人体科学基础理论的新发现，必将引导工程技术和技术科学变革性发展，进而生出新的保健、诊断和治疗疾病的技术和设备。第五是引导人们树立更早期开始注意养生和预防的理念，为健康长寿奠定基础。第六是通过本书介绍的理论体系为中医和现代医学架起一座沟通心理与躯体、心理与疾病、疾病与健康、微观与宏观、部分与整体的桥梁。希望本书的出版不是结束，而是一个开始，将引导人们在疾病防治的同时更多地思考疾病背后身与心、人与人、人与自然以及人与宇宙等更宏观的关系。

作者
2024 年 8 月

目 录

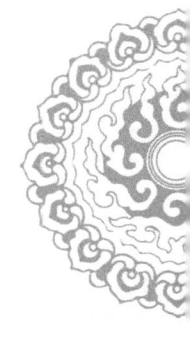

第一章 人体工作原理 ………………………………… 1
  第一节 气血能量系统 ………………………………… 2
    一、人体之气 ………………………………………… 2
    二、人体之血 ………………………………………… 6
    三、气与精血的关系 ………………………………… 8
    四、人体能量与气血 ………………………………… 9
    五、气血能量与免疫力 ……………………………… 11
  第二节 能量生成系统 ………………………………… 12
    一、呼吸系统 ………………………………………… 13
    二、循环系统 ………………………………………… 14
    三、脾胃系统 ………………………………………… 20
    四、内分泌系统 ……………………………………… 26
  第三节 能量调节系统 ………………………………… 28
    一、神经系统（心神系统） ………………………… 28
    二、生殖系统 ………………………………………… 31
    三、运动系统 ………………………………………… 35
    四、皮肤系统 ………………………………………… 36
  第四节 废物排泄系统 ………………………………… 37
    一、皮肤系统 ………………………………………… 37

二、泌尿系统 …………………………………………… 40
　　三、消化道和呼吸道系统 ……………………………… 41
第五节　各系统的协作关系 …………………………………… 41
　　一、气血能量系统（核心） …………………………… 41
　　二、能量生成系统（保障） …………………………… 43
　　三、能量调节系统（关键） …………………………… 44
　　四、废物排泄系统（前提） …………………………… 45
第六节　气机及气血能量调控机制 …………………………… 46
　　一、气机 ………………………………………………… 47
　　二、心神与气机调控 …………………………………… 49
　　三、气血能量优先保证大脑供应的机制 ……………… 52
第七节　人体生命的物理学原理 ……………………………… 74
　　一、能量原理 …………………………………………… 75
　　二、万有引力定律 ……………………………………… 77
　　三、血流动力学原理 …………………………………… 78
　　四、热力学第一、第二定律 …………………………… 79
　　五、因果定律 …………………………………………… 81
　　六、耗散结构理论 ……………………………………… 83
　　七、气压理论 …………………………………………… 84

第二章　健康与疾病 …………………………………………… 88
第一节　健康 …………………………………………………… 89
　　一、健康的内涵 ………………………………………… 89
　　二、认知与健康 ………………………………………… 91
　　三、亚健康 ……………………………………………… 102
第二节　疾病与欲望 …………………………………………… 104

一、疾病……………………………………… 104
　　二、欲望……………………………………… 108
　　三、欲望与疾病……………………………… 120
　第三节　常见慢性疾病的思考…………………… 127
　　一、糖尿病…………………………………… 128
　　二、高血压病………………………………… 133
　　三、睡眠障碍与心理精神疾病……………… 137
　　四、慢性阻塞性肺疾病……………………… 142
　　五、肿瘤……………………………………… 144
第三章　健康维护………………………………… 160
　第一节　生命……………………………………… 160
　　一、人类对生命的认识……………………… 161
　　二、生命及生命现象………………………… 165
　第二节　健康维护………………………………… 179
　　一、人的需求………………………………… 180
　　二、学习和思考……………………………… 181
　　三、养成良好的生活习惯…………………… 183
　　四、提倡健康的性爱生活…………………… 187
　　五、建立心灵寄托和信仰…………………… 188
　第三节　人体自愈现象及机制…………………… 192
　　一、自愈……………………………………… 193
　　二、自愈机制………………………………… 196
　　三、充分发挥人体的自愈力（揭秘气功养生保健
　　　　原理）…………………………………… 198
　第四节　长寿探秘………………………………… 209

一、健康长寿的前提 ················· 210
　　二、养生遵循的原理 ················· 211
　　三、长寿秘诀 ····················· 214
第四章　未来医学展望 ················· 216
　第一节　认知治疗的需求增加 ············· 217
　　一、认知的差异化 ··················· 217
　　二、加强认知教育 ··················· 218
　　三、认知疗法的本质 ················· 219
　第二节　中医非药物疗法及物理治疗的需求增加 ····· 221
　　一、中医非药物疗法的表现形式 ············ 221
　　二、非药物疗法遵循的原理 ·············· 222
　第三节　睡眠障碍及心理精神障碍患者日益增加 ····· 223
　　一、睡眠障碍及心理精神障碍患者的现状 ······· 223
　　二、睡眠障碍及心理精神障碍的危害 ·········· 224
　第四节　整合医学需求增加 ··············· 225
　　一、整合医学是医学未来发展的方向 ·········· 225
　　二、医学未来的整合方向 ··············· 227
　　三、治病的五个层次及整合 ·············· 228
　　四、医学健康工程的四种输入途径的整合 ······· 230
　第五节　全生命周期的健康管理服务模式的需求增加
　　 ······························ 232
　　一、全生命周期的健康管理服务模式应时而生 ····· 232
　　二、做好全生命周期的健康管理服务模式的探索 ···· 233
　第六节　以爱心为治病理念的需求增加 ·········· 233
　　一、医院现状 ····················· 233

二、加强医学人文教育和实施 …………………… 234
　第七节　中医知识的普及与全面发展 ………………… 234
　　一、大力发展中医药是必然趋势 …………………… 234
　　二、中医基础理论应守正创新 ……………………… 237
　第八节　精准医学取得重大发展 ……………………… 238
　　一、宏观精准防治领域取得突破 …………………… 238
　　二、微观精准防治领域取得丰硕成果 ……………… 240

参考书籍 ……………………………………………… 241
致谢 …………………………………………………… 244

第一章 人体工作原理

要阐述人体工作原理,就像要明白汽车发动机的工作原理一样,发动机工作需要燃油供给系、点火系、启动系、冷冻系和润滑系。人体这辆"车"起始于受精卵,受精卵发育成胚胎,胚胎在母体内发育成熟后,从母体分娩出来,这时人体才算是一个独立的个体,其后按照人体的工作原理开始工作,步入人的生、长、壮、老、已生命循环过程。

论述人体的工作原理,首先要明白人体系统组成,笔者把它概括为五大系统,即气血能量系统、能量生成系统、能量运输系统、能量调节系统、废物排泄系统,各个大系统下面包含现代医学分类的多个系统。气血能量系统是一个独立的核心系统,后文有详述;能量生成系统大致包括呼吸系统、循环系统、脾胃系统、内分泌系统;能量运输系统主要包括循环系统;能量调节系统包括运动系统、生殖系统、神经系统、内分泌系统;废物排泄系统包括泌尿系统、消化系统、呼吸系统、皮肤系统等。不难看出,现代医学系统可以在这样的分类中扮演多重角色。这样的分类与现代医学分类最大的不同是,增加了一个看不见摸不着的气血能量系统,同时对其他系统进行了一个以气血能量系统为中心的重新命名。上述系统既各自独立，又相互依存，共同协作来完成生命演绎的新陈代谢过程。笔者之所以这样进行系统分类，是为了整合中医学和现代医学知识，便于运用所掌握的知识体系来阐释人体的工作原理及生命现象、健康与疾病机制。

第一节　气血能量系统

气血能量系统是人体的核心系统，因为生命的表现形式是以能量运动变化呈现出来的。如果生命失去了附着其上的能量的运动变化，那就剩下一具冰冷的尸体，其丧失在宇宙间的能量成为其他生命赖以生存的前提，被直接或间接利用，其尸体被大地上的其他生命利用，进入能量循环传递。就人体生命而言，其气血能量系统的存在和强大与否，决定了个体生命的存在和强弱，因此要深刻认识生命现象，对人体的气血能量系统的正确理解就显得尤其重要。用气血能量一词进行表述，与当代其他著作中关于物质－能量－信息理论的阐述并不矛盾，与中医学精－气－神或血－气－神理论是一脉相承的，只是文字表述上的差别。本节主要阐述气血能量的来源、组成、功能表现及对生命的重要意义。其中表述涉及中医学专业术语，稍显晦涩，仔细阅读不难理解。

一、人体之气

"气"最初可能指天空中的云气、人类及牲畜呼吸的气息和天地之间风气而言。到了春秋战国时期,逐渐形成为一种朴素的唯物主义思想,认为世界上一切有形的物质都是由无形(未可见)的"气"变化而成,如《列子·天瑞》篇说:"夫有形者生于无形。故太易者,未见气也;太初者,气之始也;太始者,形之始也;太素者,质之始也。"《庄子·至乐》篇说:"气变而有形,形变而有生。"强调有形之物生于无形之气,气先于物而存在,宇宙及人体的生成均源于天地未分之前混而为一之元气(原始之气),认为气是构成世界万物的本源,气的物质性得到肯定。中医学是中国传统文化的重要组成部分,受朴素唯物主义思想影响,从事医学研究的先祖们把当时"气"的理论用于阐释人体生命现象就不足为怪了。在中医学数千年的发展中,有关于元气、气机、气化、六淫之气、"九气"致病等众多学说贯穿其中,中医学核心理论阴阳五行学说、藏象学说、经络学说等均与"气"理论密不可分。对"气"的认识和理解是中医学与西方医学最大的区别所在,气看不见摸不着,现代医学的仪器设备也检测不到气的存在,所以对气血能量之气和人们呼吸之气的认识与理解均处于十分浅表的状态,甚至干脆就不做深入思考和研究,被搁置或视而不见,在解释人体生理病理时由于在"气"的认知上存在较大差异,最后表现在对疾病的诊断和治疗上的显著区别。笔者认为,人体之气,从中医学角度归纳为两点,一是气化,二是气机。气化是气血能量在生命过程中各个功能状态的具体表现,简言之,气化就是气血能量的运动变化,要清楚解释气化离不开对元气和元气以下各级功能状态之气的理解。气机与呼吸之气关系密切,有'肺为气之主""肺者、气之本"之说,因此气机与肺主呼吸的功能不能分而论之。不难看出，气机之气和气化之气，二者显著不同。不理解气机和气化则会陷入对"气"浑浑噩噩的理解之中难以认识生命现象的本质，元气、水谷之气、呼吸之气是理解气与生命现象的关键。

1. 元气

由于"人与天地相参，日月相应也"，人与万物同源，先哲们总结出宇宙万物的认识论同样可以运用到人体，来解释人体的生理病理现象。中医学用来解释人体生理病理的元气的内涵是狭义的，又名原气、真气，由元精（父母之精）所化生，系于命门，为生命活动的原动力，是生命的根本所在，没有元气就没有生命。元气在生命的成长过程中不断地被消耗，因此须得到后天水谷之气（赖脾胃运化）和自然界清气（赖肺之肃降）持续充养方可长久。元气轻灵活泼，行而为气，凝而为精，妙用为神，散则复归于太虚，随人体动静而精气互化，故元气又可叫作"精气"。简而言之，气血能量的原始部分是受自父母，在生命活成中不断被消耗，同时又得到胃肠摄入的能量和呼吸吸入的清气的充养。气血能量既包括禀受于父母的先天之元气，也包括后天饮食摄入的水谷精微之气和呼吸之清气的补充，需要指出的是先天不足，可以后天补充，气血能量依旧可以充盈，可以健康长寿；先天充足，后天养护不当，过度透支，仍会羸弱和短寿。因此先天与后天相互滋养，保持充盈的气血能量状态对维持生命健康极为重要。

2. 水谷之气

水谷之气是源于饮食的水谷精微物质。《灵枢·营卫生会》说："人受气于谷，谷入于胃，以传于肺，五脏六腑皆以受气。"水谷之气必须经过元气所维系的基本生命活动（脾主运化，胃主受纳）来将食物所含的水谷精微进行转化，机体通过饮食摄取营养物质并转化成为支持身体运动的能量并充养元气。需要特别说明的是，人们大多重视食补或药补来充盈气血能量，但那些补品是否能得到充分的利用与我们自身气血能量的强弱密切相关，也就是说要将补品转换成气血能量首先要消耗自身的气血能量，如果自身在虚弱状态下大补蛮补，会得不偿失反而滋生其他病端，民间素有"虚不受补"之说，有其合理性。

3. 呼吸之气

呼吸之气来源于自然界的清气，依靠肺的呼吸功能和肾的纳气功能吸入体内。《素问·阴阳应象大论》说"天气通于肺"。后代医家多将清气作为氧气论述，肺主肃降功能的正常发挥亦依赖于元气所维系的基本生命活动，否则呼吸之气不能完成，必然影响正常生命活动。呼吸之气除了参与人体气血能量的生成，它还是人体气机调节气血能量运行的重要载体，这一点正是被现代医学所忽视的地方，也是导致现代医学对人体诸多功能性疾病的症状解释显得苍白乏力的重要原因，这部分内容将在后文有关章节进行详细论述。

元气是维持人体生命活动的原动力，是水谷之气化生和呼吸之气功能得以正常发挥的根本和前提，元气又依赖于水谷之气和呼吸之气得以充养，它们相互依存、互相滋养，最后以元气的各种功能实现周而复始地来完成人体生长壮老已的生命过程。

本章所讲之"气"包括了人体的元气、呼吸之气和水谷之气，是一个大概念，即元气的广义概念，是人体总功能、总能量、总热量的代称，在中医学的某些语境下与"阳气"相通。

4. 气的层次性

中医学论"气"是具有层次性的。功能之气皆元气演化而成。人体之气只有一种，它具有连续、不间断、运动的物质特性，因其分布在不同的部位，决定着它发挥着不一样的作用。将人体气的最高层次定为元气（真气），在这一层次，气即是生命的象征；第二层次是宗气、营气、卫气，这一层次，物质性与功能性并存是其特征；第三层次是脏气、腑气、经络之气以及骨气、筋气等，在这一层次主要体现的是功能性，功能之气即气化在生命活动现象的具体表现，也就是说生命活动现象是通过功能之气的气化来实现的。第三层次的气内容十分广泛，如脏气、腑气、经气、络气以及再具体的心气、肝气、胞气、骨气、脉气等，然后再分阴阳，依此类推，气的无限可分性与《内经》中阴阳的无限可分性是一脉相承的。从"气一元论"出发对气的层次分类有助于规范气的概念和加深对气的理解。正是因为气具有连续、不间断、运动的物质特性，才有了不同部位气的不同作用，从而形成中医学纷繁复杂的气的名称，但知其要，则一也，一即元气。

二、人体之血

1. 血

狭义的血是循行脉中富有营养的红色液态物质，是构成人体和维持人体生命活动的基本物质之一。血循脉而流于全身，发挥营养和滋润作用，为脏腑、经络、形体、官窍的生理活动提供营养物质，是人体生命活动的根本保证。血有运输精的功能，血中往往含有精微物质，精又参与血的运载功能，所以精与血难以截然分开。中医学中广义的"血"泛指人体功能得以呈现的物质基础，包含精、血等人体需要的精微物质。

2. 精

广义的"精"指精微物质，泛指包括源于父母的生殖之精、血液、体液及其他微小物质成分，如内分泌激素、炎症介质、抗原抗体、受体配体、各种信号传导介质、载氧气的血红蛋白等，是生命活动的基本物质。在中医学某些语境中精与血是同等概念，故有精血同源之说，均是相对功能态之气而言的物质态的统称。狭义的精指生殖之精。

3. 精与血的关系

精、血都是维持人体生命活动的基本物质。血本源于先天之精而生成于后天的饮食水谷；精的形成亦靠后天饮食所化生，固有"精血同源"之说。两者又都依赖于呼吸之清气来化生充养。中医的精、血均为机体的物质基础，属"阴"，可以互生互化，在功能上都表现为气，常常"精气""气血"并称，以表述物质与功能两种状态，因为此时物质和功能本身就是相互转化而难以截然分开的，是在不同阶段呈现出物质和功能两种现象，即在物质状态可以称为"精"或"血"，在功能状态称为"气"，在信息状态称为"神"，亦即佛教哲学提出的体、相、用学说，体即物质，相即信息，用即功能，其实本为一物。

三、气与精血的关系

1. 气与精血属性区别

精、血都是构成人体的基本物质，也是人体功能活动的基础，相对于"气"而言，精、血属"阴"，属物质态，气属"阳"，属功能态。精、血是气功能态表现的物质基础，气是精、血物质功能的外在表现。

2. 气与精血的关系

中医学认为：气为血之帅，血为气之母。气血能互生互化，相互为用。由于精微物质的无形或肉眼不能看见，人们对"精"难以直观理解，鉴于人们对血有直观的视觉，常常用"气血"来表述人体的总能量，偶尔也会用"精气"来表述人体的总能量，其意义基本是一致的。本书以"血（含精）"来概括人体总能量的物质基础，属阴；以"气"来代称人体总功能、总能量、总热量，属阳。文中经常出现的"气血"一词就是对物质与功能、阴与阳的一个代称。中医学所使用的"气血"一词既包括了上文提到已经明确的物质成分，包括固态和液态，还包括了正在发挥作用而未知的细微物质及其功能，随着科技的进步，必将进一步丰富"气血"一词的微观内涵。中医学的伟大之处就在于见微知著，运用整体观和局部观察，使用气血概念对已知和未知物质进行总括，从而跳出未发现微观物质或看不见就无法诊断和治疗疾病的局限思维。

四、人体能量与气血

1. 能量现象及其概念

科学早已揭示，宇宙间万物的本质是能量。宇宙中的一切都靠能量的转变而运作。爱因斯坦的质能方程式说明：万物的本质就是能量。宇宙中的一切，都是能量。一切实体的物质和非实体的物质，一切可知的存在和不可知的存在，一切可见的现象和不可见的现象，一切能观测到的运动和无法观测到的运动……都是能量。毫无疑问，人的生命也是能量，是一个错综复杂的能量体。生命能量包括有形的物质能量和无形的意识能量与灵性能量。根据现代生物学的研究结果，人体的有形能量——物质能量的传递是从分子到分子、细胞到细胞的，速率是每秒钟约1 cm，每次传递都有明显损耗；意识能量的传递是以信息形式完成，是可以超越空间限制的，其速度可以达到甚至超过光速，而且每一次传递可能几乎没有耗损；灵性能量的传递，是以生命之最高智慧——宇宙智慧形式完成的，其速度可远远超过光速，即每秒大大超过300000 km，并且在每一次传递中可以丝毫没有耗损。每一个人都或多或少拥有一定程度的驾驭无形生命能量的能力。

能量的物理学定义：能量是物质运动转换的量度，是物质的基本单元在空间中的运动周期范围的测量，是表征物理系统做功本领的量度，简称"能"。人体能量是一切生命活动都需要的，主要能量来源于食物，即碳水化合物、脂肪和蛋白质，除此之外，还来源于信息的接收和灵性的开悟。

2. 人体能量与气血的关系

气血的多少决定了一个人总能量、总热量的多少，气血能量统称"正气"，人体生命活动中，气血能量经历了一个由少到多，再由多到少的过程。总体上，人20岁到30岁为青壮年，理论上是气血能量最旺盛的时期。到了40岁以后，气血能量明显开始下行。正如《内经》所言，"人四十而阴气自半"。这里的"阴气"就是指的精气或者气血，这句话的意思是人到40岁以后，精气或气血就明显下降了。正确养生，合理消耗和补充能量，你的气血就会充足，身体健康，不生病或少生病，生活幸福指数高，往往长寿。如果过度消耗气血，透支身体的能量，就会未老先衰，疾病前移，反复生病，迁延不愈，生活质量低，往往早夭。

说到能量，大家会想到物理学中的能量、物质、信息等概念，其中的联系用以下解释就不难理解。人体"精血"代表物质，"气"代表能量，"神"代表信息，这样就不难理解中医学精、气、神学说与物理学物质、能量、信息理论的有机联系。中医学通过四诊收集疾病外相以推测机体内在气血能量运行状态和盈虚状态，反之，通过气血能量的运行和盈虚状态来判断生命的健康态和预测疾病的易感性，用以指导养身保健和疾病的防治，何来"中医误人""中医是玄学""中医不科学"之说？中医学正是利用了整体观、辩证观、天人观指导人类全生命周期的预防保健和防病治病之长，为人类提供解决众多慢性疾病和未知疾病的思路和方法。中医受近现代西方科学的影响，部分从业者丢掉中医的精髓，回到用看得见的最低级的直观思维方式来诊断和治疗疾病，大大弱化了中医学的优势,沦为现代医学的笑柄,最后成为摸象的盲人,还彼此嘲笑。

五、气血能量与免疫力

1. 免疫现象及免疫力概念

人体免疫力是现代医学比较热门的话题,相信人们都很熟悉。2020年初,中国新冠病毒疫情流行初期,为什么转重率和死亡率均很高?而后期随着对病毒认识的加深和预防措施得当,焦虑恐惧的情绪释放,转重率和死亡率均明显下降?还有一个重要的现象,总体上老年人、基础疾病多的人转重和死亡率均明显较高,大家都会想到是因为免疫力低下所致。的确,人类个体的免疫力与所处年龄、环境、心情和体质密切相关。国家加强新冠疫苗研发,群体注射疫苗促进免疫功能以提高机体免疫力来防治疾病,对维护广大人民群众身心健康发挥了重要作用。

现代医学认为,免疫力是人体自身的防御机制,是人体识别和消灭外来侵入的异物(病毒、细菌等)、处理衰老、损伤、死亡、变性的自身细胞以及识别和处理体内突变细胞和病毒感染细胞的能力,它维持内环境的稳定,是人体识别和排除"异己"的生理反应。

2. 气血能量与免疫力

对人体免疫力的研究,涉及基因、炎症介质、细胞信号传导、内分泌激素、特殊免疫细胞等一系列理化反应,但谁也说不清楚个体的免疫力到底是由什么因素主导以及是如何发挥防病治病作用的。笔者认为中医学中关于气血能量的理论能从整体上言简意赅地阐释人体免疫力,当人体气血能量充足,防御能力强,免疫力就强;当人体气血能量亏虚,免疫力也相对较弱,抵御外邪能力也减弱。气血能量与免疫力是两种不同科学对人体防御力的不同文字表述,一个是从宏观整体出发,另一个是从微观局部认识,其实说的是同一回事。前者更具有模糊性,后者似乎更具有科学性,两者并不矛盾,把两种认知体系进行整合来解释人体的生理病理才是更全面和科学的方法,正如我们观察一棵树,既要看见树叶,又要看见树木,还要看见树根,才算是真正的看见树。

  一个人气血就是人体发动机的燃油,气血的多少决定了能量的多少。能量是生命活动的外在的功能表现,包括:看书、运动、思考、观察、享受某项艺术、战斗状态等。外在功能活动在某个时段透露出来的协调性、优美性、稳定性、良好的适应性等功能状态,即中医学称为"神"。因此中医常用"精气神"来描述一个人的总体功能状态,精充气足则神旺,精衰气少则神疲,中医可根据患者功能状态透出的神旺与神疲来反推其气血能量的多少及免疫力的强弱就顺理成章了。气血能量是人体生命活动的根本,与健康、亚健康、疾病息息相关,故作为全书的第一部分来讨论。气血能量如何生成、消耗、补充以及气血能量的调节,将在后续章节一一叙述讨论。

第二节 能量生成系统

  能量生成系统是人体能量来源和补充系统,人体的气血能量总体上处于一个消耗与补充的动态平衡，健康才能得以维系，因此了解能量的生成系统至关重要。人体气血能量的生成系统包括呼吸系统、循环系统、脾胃系统、内分泌系统，关于这些系统的认识主要应用现代医学知识来阐述。

一、呼吸系统

呼吸系统是由呼吸道和肺组成。通常将鼻、咽、喉称为上呼吸道，气管和各级支气管称为下呼吸道。肺由肺实质和肺间质组成，前者包括支气管树和肺泡；后者包括结缔组织、血管、淋巴管、淋巴结和神经等。呼吸系统的主要功能是进行气体交换，即吸入并利用自然界中的氧气，排出组织细胞代谢的二氧化碳。下面重点对影响肺内压力的结构鼻腔、会厌、肺及肺泡进行简述。

1. 鼻腔

鼻腔为顶窄底宽的狭长腔隙，前起前鼻孔，后止于后鼻孔，有内、外、顶、底四壁。外壁从上到下分布有3个骨质鼻甲，分别称为上、中、下鼻甲，其中下鼻甲最大，故下鼻甲肿大时易致鼻塞，通气不畅。鼻甲上覆盖有黏膜，血管神经丰富，由于局部疾病因素或心理精神因素，会导致鼻黏膜充血、鼻甲肥大，呼吸不畅，外气道阻力增加。鼻腔通畅是调节肺内压、胃肠内压以及胸腹腔压力的重要因素。

2. 会厌

会厌是舌根后方帽舌状的结构，由软骨作基础，被以黏膜，位于喉头上前部。说话或呼吸时，会厌向上，喉腔开放，气道打开,气流可以经喉从外气道自由出入。吞咽东西或喝水时,会厌则向下,盖住气管的入口,使食物和水不至于进入气管。打喷嚏就是鼻黏膜受到刺激急速吸气,然后很快地由鼻孔喷出,并发出声音的现象,其意义是借助肺内呼出的强大气流来排出鼻腔异物的一种保护性反射。会厌是调节肺内压和胃肠内压以及胸腹腔压力的阀门。

3. 肺及肺泡

肺分为左右两部,左肺分为3叶,右肺分为2叶。在肺门处,左右主支气管进入肺叶,称为肺叶支气管,继续分出第三级肺段支气管,以此类推,全部各级支气管如此繁复分支形成树状,称为支气管树。肺泡是呼吸性支气管的最末端,是构成肺的主要功能结构,是肺进行气体交换的场所。成人肺有3亿~4亿个肺泡,肺泡平均直径0.2 mm,总表面积可达140m^2。相邻肺泡间以肺泡隔相连,在肺泡隔内除有密集的毛细血管网,还有丰富的弹性纤维和胶原纤维,它们使肺具有较好的可扩张性和弹性回缩力。肺泡内压力和肺泡隔的毛细血管开放及弹性纤维的弹性会直接影响到外界吸入氧气的利用和体内二氧化碳的排出,医学上常用通气/血流比值,即每分钟肺泡通气量与每分钟肺血流量的比值来评估气体交换的良好度,成年人安静状态的比值为0.84。比值的增加或减小均会影响人体对氧气的利用度。

二、循环系统

循环系统是连续而封闭的管道系统,包括心血管系统和淋巴管系统。本节重点说明心血管系统。心血管系统由心脏、动脉、毛细血管和静脉组成。

1. 心脏

心脏主要由心肌构成，是连接动、静脉的枢纽和心血管系统的"动力泵"，犹如汽车的发动机。心脏内部被房间隔和室间隔分为互不相通的左、右两半，每半又分心房和心室，故心脏有4个腔：左心房、左心室、右心房和右心室。同侧心房和心室借房室口相通。心房接受静脉，心室发出动脉。房室口和动脉口均有瓣膜，颇似泵的阀门，可顺流而开启，逆流而关闭，保证血液定向流动。

2. 动脉及动脉血

动脉是运送血液离心的管道，管壁较厚，分为3层：内膜菲薄，腔面为一层内皮细胞，能减少血压阻力；中膜较厚，含平滑肌、弹性纤维和胶原纤维；外膜由疏松结缔组织构成，含胶原纤维和弹性纤维，防止血管过度扩张。大动脉弹性大，心室射血时，管壁被动扩张；心脏舒张时，管壁弹性回缩，推动血液继续向前流动。

动脉血是在体循环（大循环）的动脉中流动的血液以及在肺循环（小循环）中从肺回到左心房的肺静脉的血液。动脉血含氧较多，含二氧化碳较少，呈鲜红色。需要说明的是并不一定在动脉血管中流动的就是动脉血，例如，肺动脉中流的是静脉血，肺静脉中流的是动脉血。

3. 毛细血管

毛细血管是连接动、静脉末梢间的管道，管径一般为6~8 um，管壁很薄，毛细血管彼此吻合成网，几乎遍布全身各处。毛细血管数量多，管壁薄，通透性大，管内血流缓慢，是血液与血管外组织液交换的场所，相当于街道办事处人员在社区中担当的上传下达的工作。

4. 静脉、静脉血及静脉瓣

静脉是引导血液回心的血管。体循环毛细血管汇合成小静脉，小静脉再逐渐汇合成中静脉、大静脉，最后汇合成上腔静脉、下腔静脉和冠状静脉而入右心房。肺循环的毛细血管网汇合成小静脉，最后形成肺静脉而入左心房。

静脉血通常指的是在体循环的静脉中流动的血液，即大循环中静脉流动的血液以及在肺循环（小循环）中右心房到肺动脉中的血液。静脉血中含较多的代谢废物，如二氧化碳、尿素等，呈暗红色。并不是静脉中流的血就一定是静脉血，因为肺静脉中流的是动脉血。

静脉瓣是静脉管腔内壁上的一种结构，是内膜折叠而形成半月形的皱襞，呈半月形袋状，多成对排列。其主要作用是向心脏方向单向开放，具有防止静脉回流、促进血液返回心脏的作用。全身除内脏、脑、头颈部和胸腹部的大多数静脉无静脉瓣外，其余各部的静脉都具有防止血液逆流的静脉瓣。静脉瓣存在于中等静脉，分布不均匀，受地心引力较大，血液回流比较困难部位的静脉瓣特别发达，反之则无瓣膜或者数目较小，具体是四肢的静脉瓣最多，下肢更发达，所以下肢静脉曲张的患者多见。

动、静脉常常相伴分布，这是人体生命规律决定的。

5. 体循环和肺循环

体循环是血液循环的一部分，又称大循环。过程为：当心室收缩时，含有较多氧及营养物质的鲜红色血液（动脉血）从左心室输出，经主动脉及各级分支，达到全身各部毛细血管网，进行组织内物质和气体交换，血液变成含有代谢产物及较多二氧化碳的暗紫色血液（静脉血），再经各级静脉，汇入上、下腔静脉回右心房。总结一句话，体循环是给全身各组织细胞提供营养物质和氧气，发挥气血能量生成和转运功能。下面就人体最重要的心、脑、肾三脏的血循环做个简介。

（1）冠脉循环

冠脉循环是营养心脏本身的血液循环，也就是给心脏本身供能的循环。左、右冠状动脉由主动脉根部分出，其主干行于心脏的表面，小分支常以垂直于心脏表面的方向传入心肌，并在心内膜下层分支成网。这种分支方式使冠脉血管在心肌收缩时易受压迫。如果冠脉血管解剖变异，冠状动脉被心肌包绕覆盖，血管穿行于心肌内，覆盖这段心肌就称为心肌桥，被覆盖于心肌桥内的血管称壁冠状动脉，当心肌收缩时，壁冠状动脉受挤压造成血管狭窄，影响后续冠状动脉的血供，引起心脏相应部位的缺血，临床表现轻重不同，差异性较大，但总体危害性较小，无须紧张而加重症状。

心脏的毛细血管网分布极为丰富，毛细血管数与心肌纤维数的比例为1:1。但当心肌纤维因负荷过大而发生代偿性肥大时，毛细血管的数量不能相应增多，肥大的心肌较易发生相对缺血。冠状动脉之间的侧支吻合细小，血流量很少，因此当冠状动脉突然阻塞时不快速建立侧支循环，常可导致心肌梗死，这是对人体生命危害最严重的的事件之一，可造成突然死亡（猝死）。

心脏重量只约占体重的0.5%（1/200），在安静时，人冠脉血流量占心输出量的4%~5%（1/20），而在运动时，冠状动脉的血流量可达安静时的4倍，即占心输出量的20%（1/5）。舒张压的高低及舒张期的长短是影响冠脉血流量的重要因素，舒张压过低和心率太快可使冠脉血流量减少。

心脏是人体的发动机，冠脉的血供与氧耗将显著影响整个人体气血能量的运行。如果一个人的心脏结构和功能是完全正常的，那么它输送气血能量的功能就正常，对维持气血能量的消耗和再生保持动态平衡发挥重要作用。但各个器官组织在不同状态消耗气血能量的多少将由我们后面讲到气血能量的调节来完成。

（2）脑循环

脑的血液供应来自颈内动脉和椎动脉，大脑半球的前2/3由颈内动脉供血，后1/3及小脑和脑干由椎动脉供血。脑循环主要是为脑组织供氧、供能，清除代谢产物，维持脑部内环境中各种成分的稳态。如果供应脑的血管发生阻塞，称为脑梗死；如果发生血管破裂，称为脑出血或脑溢血。

脑的重量仅占体重的约2%（1/50），但脑的血流量却占心输出量的15%左右，占机体总耗氧量的20%（1/5）。脑组织代谢率高，耗氧量大，脑的能量贮存十分有限，主要依靠血液中葡萄糖供能，因此对血流供应的依赖度高。脑组织必须不断地得到血液供应，才能及时得到组织代谢活动所需要的氧和葡萄糖。人在焦虑不安、惊恐、精神高度紧张的状态，其气血能量消耗将明显增加。脑血流中断10秒钟左右，即可意识丧失，停止血流时间超过5分钟，将引起永久性脑损伤。由此可见，脑的重量虽轻，但其气血能量的消耗占比是重量占比的7~10倍，从而发挥其作为人体指挥中枢的重要功能。

脑是人体的司令部，体重虽小，耗能极高，如何优先保证脑的气血能量供给？其背后遵循的物理学机制是什么？人体生命活动过程中健康、亚健康、疾病、死亡等现象是否与那些物理学机制相关？现有的研究往往忽略了关于人体如何优先保证脑的气血能量供给这一课题，现有的认识与真相是否还有很远的距离？因此正是基于对这些问题的反复思考，在长期的学习、临床观察和自我体悟中有所领会，是触发笔者书写这本著作最重要的思想源泉。

（3）肾循环

在正常成年人，两个肾的血流量约 1200 mL/min，接近心输出量的 25%。肾动脉由腹主动脉分出，经肾门进入肾内，然后依次分支成为叶间动脉、弓状动脉、小叶间动脉、入球小动脉，入球小动脉分支形成毛细血管网。每个肾小球毛细血管网的远端又汇合为出球小动脉。出球小动脉再分支形成肾小管周围毛细血管网，后者汇入静脉。肾脏的主要功能是生成尿液，排泄代谢废物，维持水、电解质和酸碱平衡，产生多种激素以及调节血压等。

可见，肾的血管分布特点是有两个串联的毛细血管网，二者之间由出球小动脉相连。在体内，唯有肾小球的毛细血管网之后连接动脉，即出球小动脉。这样的结构使肾小球毛细血管的血压较高，可达主动脉平均动脉压的 40%~60%，这对肾小球处的血浆滤过是很重要的；出球小动脉的管径较小，阻力较大，血液流经该段时血压落差较大，故肾小球周围毛细血管的血压较低，这对于肾小管的重吸收是很重要的。

正因为肾血管分布形成的两个毛细血管网的特点，导致了肾小球的毛细血管网容易发生瘀阻，进而影响水电解质和代谢产物的排泄，这是形成多种慢性肾脏损害的共同病理基础。引起瘀阻的的成分可能是免疫复合物、代谢产物、微血栓等，还可能有血管壁受损等因素参与。

肺循环又称小循环。体循环返回心脏的血液从右心房流入右心室，当心室收缩时，血液从右心室进入肺动脉，经其分支到达肺毛细血管，在此与肺泡进行气体交换，肺泡的氧气进入静脉血，静脉血变成动脉血，经肺静脉流入左心房和左心室；毛细血管网的二氧化碳进入肺泡，随呼气排出体外。

在这里要强调一点，虽然人体循环有体循环和肺循环之分，但其实他们是同步进行的，也就是说当心脏收缩时，左右心室同时收缩，将心室中的血液泵出去，分别完成机体的营养、氧气的供给和气体交换（排出二氧化碳和摄入氧气）；当心脏舒张时，左右心室同时舒张，分别完成上、下腔静脉的静脉血回右心室和肺静脉的动脉血回左心室。以此周而复始，如环无端，并与肺的呼吸协同，共同形成生命吐故纳新并长期维系的最重要的生理机制。

三、脾胃系统

脾胃系统是中医的称谓，主要是指现代医学的消化系统，之所以称为脾胃系统，是因为其能更完整地表述气血能量生成功能，且脾胃之称在中国文化中已深入人心，便于理解。

消化系统包括消化管和消化腺两大部分。消化管是指从口腔到肛门的管道，其各部功能不同，形态各异，可分为口腔、咽、食管、胃、小肠（十二指肠、空肠和回肠）和大肠（盲肠、阑尾、结肠、直肠和肛门）。常把口腔到十二指肠的这部分管道称为上消化道，空肠以下的部分称为下消化道。

消化腺按体积大小和位置不同，可分为大消化腺和小消化腺两种。大消化腺位于消化管壁外，成为一个独立的器官，所分泌的消化液经导管流入消化管腔，如唾液腺、肝和胰。小消化腺分布于消化管壁内，位于黏膜或黏膜下层，如唇腺、颊腺、舌腺、食管腺、胃腺和肠腺等。本章重点讲述胃、肝、胰、小肠、大肠和唾液腺。

1. 胃

胃是消化道中最膨大的部分，是具有消化、吸收和内分泌功能的器官。胃的消化功能包括胃液的化学作用和胃运动的机械作用，进入胃的半固体食物被胃液水解和胃运动研磨，变成糊状，即食糜，然后进入十二指肠。胃还有暂时贮存食物的功能，成人胃一般可容纳1~2L食物。

胃液：纯净的胃液是一种无色的酸性液体，pH值为0.9~1.5。正常成年人每日胃液分泌量约为1~2.5L。胃液中除含大量的水外，主要成分包括无机物，如盐酸、碳酸根离子、Na离子、K离子等，以及有机物，如胃蛋白酶原、黏蛋白、内因子等。

（1）胃酸

胃酸，由泌酸腺的壁细胞分泌，分为游离酸和结合酸。胃酸的主要生理作用：①把无活性的胃蛋白酶原激活为有活性的胃蛋白酶，并为蛋白酶提供分解蛋白质需要的酸性环境；②杀死随食物进入胃的细菌；③胃酸进入小肠后，促进胰液、胆汁和小肠液的分泌；④有利于小肠对铁和钙吸收。

（2）胃蛋白酶原

胃蛋白酶原被激活成胃蛋白酶后，能水解食物中的蛋白质，形成胨、胨及少量的氨基酸和多肽。胃蛋白酶适宜的pH值为2.0~3.5，当pH值升高时，胃蛋白酶的活性便随之降低，当pH值超过5时，胃蛋白酶便发生不可逆的变性而失去活性。

（3）内因子

内因子是由壁细胞分泌一种糖蛋白，其作用是促进维生素B_{12}的吸收。维生素B_{12}是红细胞成熟所必需的辅酶，当体内产生内因子抗体或分泌不足时，会出现维生素B_{12}缺乏症，引起巨幼细胞性贫血。

2. 肝

肝是人体最大的腺体，具有复杂多样的生物化学功能，被称为机体的工厂。肝产生的胆汁作为消化液参与脂类物质的消化；肝合成的多种蛋白质及多类物质，直接分泌入血；肝还参与糖、脂类、激素、药物等的代谢。

胆汁是由肝细胞分泌的，味苦色黄，由胆盐、胆色素、胆固醇、卵磷脂、钾、钠、钙组成。胆汁的分泌是持续不断的，在非消化期，胆汁经肝管转入胆囊内贮存；在消化期，可直接由肝脏和胆囊大量排入十二指肠，促进脂肪的分解和脂溶性维生素的吸收，并且中和一部分胃酸。成人每日胆汁分泌量为0.6~1.2 L。

胆汁的作用：①促进脂肪的消化吸收；②促进脂溶性维生素（A、D、E、K）的吸收；③防止胆固醇沉积，以免形成结石；④促进胆汁酸的合成与分泌；⑤具有排泄功能，胆红素等有机物或某些药物可以从胆汁中排出；⑥在十二指肠内中和部分胃酸，为多种消化酶发挥作用提供弱碱性环境。

3. 胰

胰腺是参与食物消化过程最重要的器官之一，具有内分泌和外分泌的双重功能。胰腺的外分泌主要分泌胰液，胰液具有很强的消化脂肪、蛋白质、碳水化合物等营养物质的作用。胰腺的内分泌主要分泌胰岛素和胰高血糖素，主要调节人体的血糖水平。

胰液是无色无臭的碱性液体，pH值为7.8~8.4，成人每日分泌量1~2L。胰液由无机成分和有机成分组成，无机成分主要为水、碳酸氢盐和多种离子；有机成分主要是胰淀粉酶、胰脂肪酶、胰蛋白酶、核糖核酸等多种消化酶，具有很强的消化脂肪、蛋白质、碳水化合物等营养物质的作用。

4. 小肠

小肠是消化管中最长的一段，成人为5~7 m，上端起自胃幽门，下端接盲肠，分为十二指肠、空肠、回肠3个部分。小肠是进行消化和吸收的重要器官，并具有某些内分泌功能。

十二指肠介于胃与空肠之间，全长约25 cm，是小肠中长度最短、管径最大、位置最深且最为固定的部分。因为它既接受胃液，又接受胰液和胆汁，所以十二指肠的消化功能十分重要，也是溃疡及穿孔好发的部位。

空肠和回肠上起十二指肠，下接盲肠。空肠和回肠形态结构完全不一致，但变化是逐渐发生的，故二者间无明显界限。一般是将空肠、回肠全长的的近侧2/5称空肠，远侧3/5称回肠。从位置上看，空肠常位于左腰区和脐区；回肠多位于脐区、右腹股沟区和盆腔内。

小肠液是消化液中分泌量最大的最大的一种，成人每天分泌量为1~3L。由于其分泌量变化大，所以有时较稀，有时较稠。小肠液呈弱碱性，pH值约为7.6，渗透压与血浆相似。小肠液除大量水分外，无机成分有钠离子、钾离子、钙离子、氯离子等；有机成分有黏蛋白、激素和多种生物活性肽。

有研究认为，小肠是人体最大的内分泌器官，目前已知胃肠中有30多个激素基因表达和多种生物活性肽，通过机制的结合，肠中可以释放出100多种不同的激素活性肽，这些活性肽又可以通过多种方式和途径来调节中枢和外周的代谢过程。笔者认为，对肠道功能和分泌因子我们还有很多未知的存在，在调节整个人体功能的微观作用中更是纷繁复杂，难以说清，因此在以后的内容中，笔者可能用更整体和宏观的表述来阐释其对人体生命活动的重要性。

5. 大肠

大肠是消化管的最下段，全长1.5 m，全程围绕于空、回肠的周围，可分为盲肠、阑尾、结肠、直肠和肛管5个部分。其主要功能为吸收水分、维生素和无机盐，并将食物残渣转化成粪便排出体外。大便数日不排，由于水分持续被吸收，容易导致粪便变硬堵住肛门口难以排出，增加肠腔、腹腔压力，进而影响气血能量的再生和废物的排泄，危害身体健康，因此养成规律排便习惯对健康极为重要。

6. 唾液腺

唾液腺位于口腔周围，能分泌并向口腔内排泄唾液，每天分泌唾液量为 0.8~1.5 L。人体有 3 对大的唾液腺，分别为腮腺、下颌下腺、舌下腺。唾液的 70% 由下颌下腺分泌，25% 由腮腺分泌，5% 由舌下腺分泌。其生理作用归纳如下：①消化作用，其中的唾液淀粉酶可分解淀粉为麦芽糖；②对口腔有清洁保护作用，其中的溶菌酶和免疫球蛋白有杀菌和杀病毒作用，如唾液分泌不足易感染发生龋齿；③湿润口腔作用，利于说话和吞咽；④溶解食物引起味觉。

7. 营养的吸收

由于消化道不同部分的组织结构不同，食物在消化道各部位内被消化的程度及停留的时间也不同，所以消化道的不同部位具有不同的吸收能力和吸收速度。在口腔和食管，食物几乎不被吸收。胃组织没有典型的绒毛样吸收膜，因此吸收功能很弱，仅吸收少量的水和一些高度脂溶性的物质（如酒精）等。在大肠，由于其内容物已无多少可被吸收的营养物质，所以大肠主要吸收水分和无机盐。结肠可吸收其内容物中 80% 的水分和 90% 的钠离子和氯离子。营养物质吸收的主要部位是小肠。

小肠之所以具有很强的吸收营养物质的能力，与其有很大的吸收面积密切相关。小肠黏膜形成许多环形皱褶，使其吸收表面积增加约 3 倍；在环形皱褶上有大量的绒毛，使其体表面积又增大约 10 倍；每条绒毛又有很多微绒毛，使小肠吸收面积进一步增加至少 20 倍。这样通过以上的三级放大，最终使小肠黏膜的表面积增加约 600 倍或更多，达到 200~250 m^2，因此成为当之无愧的主要营养物质吸收器官。

至此，脾胃系统基本介绍完毕。人们会问，人体消化道到底有多长？正常人的嘴到肛门的总长度约9 m，约是身高的4.5倍。但由于肠道的皱褶，面积达200~250 m^2。

上文讲了循环系统与肺的呼吸协同，共同形成定生命吐故纳新并长期维系的最重要的生理机制，为人体能量的提供奠定重要的基础，此处强调脾胃系统的通过对营养物质消化吸收，持续为机体提供能量源。前者是发动机和运输系，后者是燃油供给系，三者相互协作，成为人体能量再生的主要系统，为人体提供气血能量的再生和补充。与机器不同的是，现实生活的发动机消耗燃油而无法再生燃油，人体这台发动机在消耗气血能量后可以再生和补充能量，以保证机体生命活动的连续性。如何合理调节使用和分配能量，达到能量的消耗与生成的最佳动态平衡，无疑将对人体的生命健康及其维系发挥至关重要作用。

四、内分泌系统

1. 内分泌系统的分类

内分泌系统可分为两大类：一是在形态结构上独立存在的肉眼可见器官，即内分泌器官，如垂体、松果体、甲状腺、甲状旁腺、胸腺、肾上腺等；二是分散存在于其他器官组织中的内分泌细胞团，即内分泌组织，如胰腺内的胰岛、睾丸内的间质细胞、卵巢内的卵泡细胞及黄体细胞等。

2. 内分泌系统的功能

内分泌系统由机体各内分泌腺及散布于全身的内分泌细胞共同构成的信息传递系统，其通过释放具有生物活性的化学物质——激素来调节靶细胞（或靶组织、靶器官）的活动，功能是将体液性信息物质传递到全身各细胞，发挥其对远处和相近靶细胞的生物学作用，参与调节各器官的新陈代谢、生长发育和生殖等活动，保持机体内环境的平衡和稳定。激素对靶组胞作用所产生的效应往往又可反馈地影响内分泌细胞的活动。因此就整体功能而言，内分泌系统是包括靶细胞等在内的一个庞大的稳态调节系统，是神经系统以外的另一个重要的调节系统。

鉴于内分泌系统和器官的复杂性，这里不作微观方面的论述，结合前面的气血能量系统，从宏观方面来看，我们可以将激素看成气血能量系统中精微物质的一大类，内分泌器官分泌的激素总体上都要经过血液循环的运输，就近或到远处与靶器官进行结合从而发挥调节各器官的新陈代谢、生长发育和生殖的作用。可以想象，人体血液循环中有很多的激素物质在不停的流动，根据不同器官的生理需要，通过特殊信使传导机制，与靶器官结合发挥作用。因此我们既可以把内分泌激素看成气血能量系统的一部分，也可以看作气血能量的再生系统之一。因为人体的一切活动都需要消耗气血能量，部分生理活动消耗能量后可以再生能量，这些过程都离不开内分泌激素参与。

第三节 能量调节系统

一、神经系统（心神系统）

1. 神经系统概述

人类的神经系统由脑、脊髓及附属于脑和脊髓的周围神经组成。它是人体结构和功能最复杂的系统，由数以万计的相互联系的神经细胞组成，是人体占绝对主导地位的调节系统。人类的神经系统是经过漫长的进化过程而获得的，既有与脊椎动物神经系统相似之处，也有其独特特点。纵览神经系统的发生来源和形态结构的基本模式，所有脊椎动物都是相似的。但人类由于生产劳动、语言交流和社会生活环境的变化，大脑皮质发生了与动物完全不同的质的变化，不仅含有与高等动物相似的感觉和运动中枢，而且有了分析语言的中枢。因此人类大脑皮质是思维、意识活动的物质基础，远远超过一般动物的功能，不仅能被动地适应环境变化，而且能主动地认识世界和改造世界，使自然界为人类服务。

由于神经系统的神秘性和重要性，当今神经科学蓬勃发展，有了很多新的发现，但就破解其神秘性而言，还有很远的距离，因为局部的真相往往离整体的真相相距甚远。关于任何脱离环境、遗传、个体后天认知等因素对人体中枢神经和脑的研究都不可能完全接近真相，所以有学者认为所有关于脑的现代研究从长远来说，等于是永远在做无用功，不可能研究透彻，不过局部的研究成果可能会对缓解人类某些神经精神症状而研制出新的药品做出一定贡献。

2. 神经系统在能量调节中的主导地位

鉴于从古至今，人们对神经系统的神秘性知之甚少，笔者更赞成用中医学理论来阐述。古人把当今认知脑的部分功能归于心，认为心为君主之官，神明出焉，心藏神，所以常常心神并称，也是被称为心神系统的依据。要阐述心神，必须先来了解作为个体的人，或者说人性。

人是具有自然属性和社会属性的动物，就自然属性而言，人有吃饭穿衣等生存的需求，有利用性爱来繁衍后代的需求，还有趋利避害获得安全的需求等；而人在社会属性方面则表现为对爱寄托的需求，被他人尊重认可的需求，逐渐走向全面自由的需求等。人的这些需求一方面要通过自身感知系统和长辈的经验告知的相关知识以认识所处的环境和自身，来适应环境求得满足；另一方面，当一般需求得到满足后，开始有更高层次的心理需求。人的这些需求在满足与不能满足之间形成各种不同的心理情绪活动，中医学称为七情六欲，驱使个人产生各种言行来满足自己的欲望或释放欲望没得到满足的力量，前者表现为努力表现自己，以得到更多的物质财富和社会资源并在心理上获得短暂的快感；后者可能表现为一种对个人和社会怨恨、破坏性行为、自身身体的紊乱、气血能量内耗等。

人的各种需要的获得必然受心神感性认识和理性认识整合而成的认知支配，并动用我们人体气血能量系统中的能量，驱使机体组织器官（形体）通过功能活动来完成。马克思说："人需要通过劳动来满足生存的需要，又在劳动的过程中认识和改造客观世界来服务自身。"如此说来，人的一生都处在不断提高认知的修行过程中，劳动扮演了重要的媒介角色，欲望需求是驱动力。那些脱离真正属于劳动（包括脑力劳动以及自我体悟）的研究，很难获得认识和改造自身脑的真相，那样的研究无疑是对社会财富的大量浪费。

神经系统调节能量分配起源于人的不同需求，不同需求又受人的认知的影响，认知又受人的出生环境、后天学习、劳动经历、生活中的自然等影响；反过来说认知又影响神经系统对能量的分配和调节。神经系统对能量的合理分配和调节是人体生命活动健康的重要前提，因为人和人性的复杂性，其认知千差万别，导致了社会上不同人类个体的身心健康程度、生活质量、生活方式、寿命长短的差异。

3. 保障大脑气血能量供应的力——压力

心神系统作为人体的指挥中枢，它要完成中枢的使命，必然需要消耗大量的气血能量，这在前文介绍脑循环章节中不难理解。由于脑的位置最高，尤其是脑的重要结构——大脑皮质，而心脏居于胸腔，处在低位，心脏和血管系统是输送气血能量的关键结构，气血能量从低处向上往大脑输送，必然需要借助物理学中的压力来完成。如果心脏位置在大脑之上，利用重力就可以输送给下面的各个脏腑组织，那将是另外一番生命现象。生命物理力学原理的奥秘就在于人体运用了压力来优先保证位于最高位大脑皮层功能的正常发挥，但正是这个压力又参与了机体紊乱、病态的形成。人体的许多机制可以使用压力并以压力来阐释，如健康、亚健康、疾病、复杂症状群背后的机制。

人体为什么有一套优先保证大脑气血能量供应的机制？这与大脑的功能和进化密切相关。直立行走扮演了重要角色，直立时加重了脑气血能量供应的难度，尤其某些情况下，如物欲的无节制、垃圾信息的困扰、紧张与焦虑等，大脑气血能量消耗比任何时候都高，无疑将加重大脑与躯体气血能量供应的供需矛盾并陷入恶性循环，难以纠偏。在可以预见的将来，随着人类身高的增长和大脑过度消耗能量，压力机制将持续得到强化，高血压病和心理疾病患者可能会越来越多，可能会影响社会和谐和稳定。

二、生殖系统

关于生殖系统结构的介绍基于大众的常识，自然不是介绍的重点，重点将介绍大家可能比较存疑的，为什么会把生殖系统放在能量调节一节来讲述。讲生殖当然离不开繁衍和性爱，重点讲性爱在气血能量调节中的重要性，理论来源于弗洛伊德的性学三论。

1. 生殖系统与大脑位置上下之分的思考

从男、女性生殖器官的解剖位置看，除了四肢，它几乎位于人体脏腑的最低位置，仔细思考，人体的中枢神经系统——大脑，位于人体最高位置，人体理性与感性结构位置为何有如此的高低之分，也许自有人自然进化的智慧，就此作一大胆推测。

2. 大脑耗能的特点

前面简要介绍了中枢神经的一些功能，从感知到归纳、整合，形成认知，再由认知根据自身气血能量系统的能量（精气）情况来调节支配我们的行动为需求服务。前面在体循环一节中讲脑循环时提到，脑的重量仅占体重的约2%，但脑的血流量却占心输出量的15%左右，占机体总耗氧量的20%。脑组织代谢率高，耗氧量大，当然消耗的气血能量就多。脑是一个很特殊的器官，作为人体单个器官它消耗的气血能量是最大的，但是它基本不会再生气血能量，这是它与其他器官在消耗能量和再生能量中最大的区别所在，它的功能是协调其他人体器官功能，使气血能量消耗与再生达到一个相对平衡的状态。说大脑消耗能量后不再生气血能量，也许太绝对，脑细胞本身也能分泌一些激素或多肽，例如多巴胺，很多人认为它是一种快乐分子，它其实是一种欲望分子，在我们获得很多东西的同时，让我们有更高的期许、更大的目标，多巴胺让我们把眼光放得更长远，追求更高的目标，但也同时让人永远不知道满足。不难看出，大脑容易对多巴胺上瘾，其消耗的能量远远大于其再生的能量，气血能量呈现出一种透支状态，因此说它不再生能量。人体这个特殊的机器，一边因维持自身基本生理需要消耗能量，一边要利用天地赐予的清气和食物来补充能量。如果任由我们的大脑一直处于能量消耗的状态，就没有今天人类繁衍和辉煌的文明，因为那样人类的生命就像有些细菌一样十分短暂，来不及繁衍或铸造辉煌历史就消逝于自然之中。为此，人类有大约三分之一的时间在睡眠，三分之一的时间在工作维持生计，三分之一的时间在与家人享受爱情、亲情，维系社会关系，培养业余爱好，追求自我。

3. 性欲是一种力量

性欲在弗洛伊德的理论中称为原欲，顾名思义，原欲就是最原始的欲望，根植于人类的起源与繁衍，是与生俱来的欲望，是与觅食相似的本能需求，是人类一切行为背后首要动机。中国也早有"食、色性也"的称谓。马斯洛五种需求理论将性归属于生理需求而放在第一层次。弗洛伊德很强调性欲是一种力量，也就是性动力——力比多。当我们的身体在先前的生活中积累欲望，就会呼唤大脑去执行，身体的欲望通过大脑调节身体器官去行动而获得释放，即解欲。遗憾的是西方的很多性学家没有解释清楚性欲激发的这种力量是如何产生和如何释放的，在以后的章节将有更详尽的论述。性欲与性爱既有区别，也有联系，性欲是生理需要，性就变成纯粹的生理需要的满足和对异性的征服，理论上任何人都可能是他或她的性欲对象，即使有性接触，但并不一定能得到爱的享受。单纯的生理冲动是不足以维系美好的性爱，没有爱的性只能带给你一种暂时的生理满足，但你无法从中体验到真正具有深度的愉悦感受。性爱是人有情感、用心地和对方进行亲密的行为，是怀着爱心和幸福感的男女性行为，是社会得以延续和发展的一种重要且伟大的动力。性爱应该是社会推崇的最佳性形式，对个人、对家庭、对社会都是一种良性的动力。爱的最深刻的内涵包括了身、心、性、灵四维一体的融合，它会给正在享受它的人带来无限美的体验和无穷创造力，无疑会给彼此带来良好的、幸福的、充满活力的身心健康状态。性爱的过程中大脑处于一种迷糊、朦胧不受理性思维抑制的自然状态，大脑的气血能量消耗减少，通过性的触觉感受器和辅助性器官（视、听、嗅、味）接受的信息变成一种忘我、享受的状态，此时气血能量下行至性的主要器官——直接交媾的生殖器，主要性器官的交媾不仅能感受性快感，得到性高潮，能量得到释放，而且大脑承受的压力消失。这就是为什么性爱过后，双方会变得性情平和、情意绵绵、依依不舍并容易沉迷于此的原因。这种身、心、性的深度满足后获得快感，具有缓解人体焦虑、恐惧、孤独、无助等心理情绪的作用，给人提供了一种气血能量再生的强大动力，无疑对人体的身心健康至关重要。难怪当代性学家说"性爱是天然的镇静剂、镇痛剂"，能提高人体的免疫力也就不足为奇了。

当一个人性欲的基本需求不能被满足时，持续时间越长，会变成一种力量，暂且称这种力叫欲力吧，欲力来源大脑的指挥，身体其他脏器协调，尤其是心肺两脏，通过呼吸气息的多少、鼻息部分屏气等，肺内压、胃肠压、胸腹腔压力增加，使血压升高，气血能量上行，脑血管是承受这种压力的靶点，大脑是承受血管压力的靶器官，这就像是一个开弓的箭，如果引而不发，随着弦的绷紧，会出现弦或弓的断裂，人体大脑承受的压力就好比箭的弦一样，人体变得激惹、烦躁、失眠等，甚者具有强烈的攻击言行，更甚者可能发生脑出血或脑梗死等，严重危害人体健康。当然，这只是脑出血或脑梗死发生的力学机制，其发生的原因是多方面的。人为了避免使身心遭受原欲不能满足带来的伤害，会想方设法满足原欲，于是就有"色胆包天"的力量，甚至不惜利用违法犯罪等行为达到目的以释放欲力。原欲长时间不能被满足，欲力越积越大必然带来气机的失调和气血能量的内耗，表现为某种身心紊乱症状和气血能量亏虚等。

4. 性爱对气血能量的调节

人体有一套优先保证大脑气血能量供应的机制，尤其是当大脑能量消耗增加或气血能量亏虚时，人体的气血能量总是优先往上走，以保证我们的司令部——大脑的正常功能，所以定期地引导气血能量下行至身体的五脏六腑以再生气血就显得至关重要，例如保持充足和高质量的睡眠就是完成这一生理过程的最基本需求。性爱作为情绪重要的调节器，它引导气血下行，既释放欲望的力量，又使身心和谐，能量再生，对健康的重要性不言而喻。作为人类智慧源泉——大脑（理性）和原始欲望直接表达器官——生殖器（感性），它们的位置虽有高低之分，但理性与感性的转换对调节人体气血能量的上下循环、身心和谐、形神合一，以及维系生命的健康常态就显得尤为重要，因此把生殖系统放在气血能量调节系统来阐述。当然它不是独立来完成的，还借助了大脑的重要功能，共同完成气血能量的调节、消耗与补充。

三、运动系统

1. 运动系统与运动

运动系统，也称为骨骼肌系统，是人体内负责运动、支撑和保护的重要系统，由骨、骨连接、骨骼肌三个主要部分组成。三个主要组成部分相互作用，使人体能够进行复杂的运动，包括简单的移动和高级活动如语言、书写等。运动系统各组分的完整性和相互协调并受神经系统支配是完成运动功能的前提。

2. 运动系统对气血能量的调节

运动系统的调节作用，主要通过运动可以增加肺的潮气量，消除外气道呼气时的阻力，达到释放肺内压和胸腔压，进而降低颅内动脉和静脉的压力；运动还可以使全身肌肉收缩，回心血量和心输出量明显增加，促进血液循环，增加机体代谢，改善末梢组织气血能量供应。当长期坚持运动变成一种乐趣和享受的时候，能减轻脑血管的压力，有助于睡眠、焦虑、烦躁等的改善；同时能促进肠道蠕动，有助于改善肠道排气、排便，增进食欲，释放肠道压力和腹腔压力，达到降低颅内动脉和静脉压的目的。强调一点，运动无论是通过释放肺内压、胸腔压，还是释放肠道压和腹腔压，最终都是为了减轻脑血管承受的压力使气血能量下行，进而使大脑以下的躯体、脏腑获益，增加气血能量的再生。

四、皮肤系统

1. 皮肤对体温的调节

人体各种生命活动正常进行需要比较恒定的体温作保障，体温的恒定与气血能量的盈衰密切相关。正常体温在 36～37℃，皮肤在调节体温方面起着重要作用。一是通过血管调节体温，当外界气温较高时，皮肤毛细血管网大量开放，体表血流量增多，散热增加，使体温不至过高；当气温较低时，皮肤毛细血管网部分关闭，部分血流由动脉不经体表，直接由动静脉吻合支进入静脉，使体表血流减少，减少散热保持体温。二是汗腺蒸发调节体温,当气温高时,人体大量出汗,汗液蒸发过程中可带走身体的部分热量,起到降低体温保持体温恒定的作用。

2. 衣着方式与能量盈衰

生活中,我们看见不同年龄、不同体型、不同体质的人群,在相同的外界条件(冷和热)下,为维持体温的恒定而采取不同的衣着方式来适应外界气温的变化。临床上也可以借此来判断患者气血能量的盛衰、正气的盈亏、免疫力的强弱。例如受凉的患者,因寒冷使皮肤受寒凉刺激,影响了体表气血能量的正常运行,而发生恶寒、寒颤、发热等症状,或兼有上呼吸道、胃肠道症状等,其气血能量偏虚衰,皮肤畏寒怕风而衣着较厚。

第四节 废物排泄系统

废物排泄系统包括皮肤系统、泌尿系统、呼吸系统和消化系统,本节重点介绍皮肤系统、泌尿系统的特点和功能,呼吸系统和消化系统前文已充分论述,从略。

一、皮肤系统

皮肤被覆于体表,与人体所处的外环境直接接触,在口、鼻、尿道口、阴道口和肛门等处与体内器官腔表面的黏膜互相移行,维持人体内环境稳定。皮肤由表皮、真皮和皮下组织构成,表皮与真皮之间由基底膜带相连接。皮肤中除各种皮肤附属器官（如毛发、皮脂腺、汗腺和甲等）外，还含有丰富的血管、淋巴管、神经和肌肉。皮肤是人体最大的器官，总重量约占个体体重的16%，成人皮肤总面积约 $1.5m^2$。成人每天经皮肤丢失的水分 240~480 ml（不显性出汗），但如角质层全部丧失，每天经皮肤丢失的水分将增加10倍以上，运动出汗时，失水明显增加。

1. 皮肤的屏障功能

皮肤既可以保护体内各种器官和组织免受外界有害因素的损伤，也可以防止体内水分、电解质及营养物质丢失。狭义的皮肤屏障功能指表皮尤其是角质层物理性屏障结构。而广义的屏障功能包括物理性、色素性、神经性和免疫性屏障作用。具体表现在：对物理损伤的防护，化学性刺激的防护，对微生物的防御作用，防止营养物质丢失。

2. 皮肤的吸收功能

皮肤具有吸收功能，经皮吸收是皮肤外用药物治疗的理论基础。角质层是经皮肤吸收的主要途径，其次是毛囊、皮脂腺、汗腺。皮肤的吸收功能受多种因素影响。

3. 皮肤的感觉功能

皮肤的感觉可以分为两类，一类是单一的感觉，皮肤中感觉神经末梢和特殊感受器感受体内外同一性刺激，转换成一定的动作电位沿神经纤维传入中枢，产生不同性质的感觉，如痛觉、触觉、压觉和温觉；另一类是复合感觉，皮肤中不同类型感觉神经末梢或感受器共同感受的刺激传入中枢后，由大脑综合分析形成感觉，如湿、硬、软、粗糙、光滑等。皮肤也是具有传递性冲动的器官，属于次级性器官。

4. 皮肤的分泌和排泄功能

皮肤的分泌和排泄主要通过汗腺和皮脂腺完成。

（1）小汗腺

小汗腺的分泌和排泄受体内外温度、精神因素和饮食的影响。外界温度高于31℃时全身皮肤可见出汗，称显性出汗；温度低于31℃无出汗的感觉，但显微镜下可见皮肤表面出现汗珠，称为不显性出汗；精神紧张、情绪激动等大脑皮质兴奋时可见掌趾、前额等部位出汗，称精神性出汗；进食可使口周、鼻、面、颈、背等出汗，称味觉性出汗。汗液中水分占99%，其他成分占1%，后者包括无机离子、乳酸、尿素等。小汗腺的分泌对维持体内电解质平衡非常重要。

（2）顶泌汗腺

青春期顶泌汗腺分泌旺盛，情绪激动和环境温度增高时，其分泌液增加。顶泌汗腺新分泌的汗液是一种无味液体，经细菌酵解后可产生臭味。有些人的顶泌汗腺可分泌一些色素物质（可呈黄、绿、红或黑），使局部皮肤或衣服染色，称为色汗症。

（3）皮脂腺

皮脂腺是多种脂类的混合物，角鲨脂、蜡脂、甘油三酯及胆固醇酯等。皮脂腺分泌受各种激素（如雄激素、孕激素、雌激素、糖皮质激素等）影响，其中雄激素可加快皮脂腺细胞的分裂，使体积增大，皮脂腺合成增加；雌激素可抑制内源性雄激素产生或直接作用于皮脂腺，减少皮脂分泌。

5. 皮肤的体温调节功能

皮肤具有重要的体温调节作用。一方面，皮肤可通过遍布全身的外周温度感受器，感受外部环境温度变化，并向小丘脑发送信息；另一方面，皮肤又可中枢信息反馈，通过血管舒缩反应、寒战或出汗等反应对体温进行调节。体外散热主要通过辐射、对流、传导和汗液蒸发实现。环境温度过高时的主要散热方式是汗液蒸发。

6. 皮肤的代谢功能

与其他组织器官相比，皮肤的代谢功能有其特殊性。参与了糖、蛋白质、脂类、水和电解质的代谢。

7. 皮肤的免疫功能

皮肤是重要的免疫器官，包括获得性免疫和天然性免疫。1986年，国外有学者提出了皮肤免疫系统的概念，包括多种细胞成分和体液成分。

二、泌尿系统

1. 泌尿系统组成

泌尿系统通常包括肾、输尿管、膀胱、尿道、前列腺、精囊等，是人体排泄器官之一。其中前列腺、精囊、尿道是男性生殖系统的重要组成部分。肾是产生尿液的唯一器官，肾脏的特殊血液循环已在前面相关内容介绍，此处不再赘述。肾脏特殊的毛细血管网和内分泌功能造就了肾脏疾病的特殊性和多样性。

2. 泌尿系统的排泄功能

泌尿系统的排泄功能主要是尿液的生成和排泄，具有以下作用：①排泄代谢废物和被摄入体内的异物；②调节体内水和电解质的平衡并维持体液渗透压的稳态；③调节酸碱平衡。

三、消化道和呼吸道系统

前面讲能量生成系统时已做详述，消化道的废物排泄主要是通过粪便排出食物残渣和少量毒素，同时可以减轻胃肠压和腹腔压；呼吸道主要是通过呼气排出组织细胞代谢产生的二氧化碳，同时通过正常的呼气释放肺内压。

第五节　各系统的协作关系

至此，人体的系统组成已介绍完毕，但人作为一个有机整体，各个系统既独立又彼此协作，相互依存，共同完成生命遵循的生、长、化、收、藏的修养生息规律和生、长、壮、老、已的生命历程。人体在某种程度上就好似一台装了发动机的机械，下面根据各个系统的功能介绍他们在整体活动中扮演的相互合作的角色。

一、气血能量系统（核心）

1. 计沙生命定律——生命能量守恒

计沙生命能量守恒定律是一个关于生命能量的重要理论。该理论指出，一个人生命能量大小在受精卵形成时期就已经注定，并且在整个生命过程中始终处于守恒转化状态，这意味着，无论人们如何努力奋斗，最多只能改变生命能量的分配形式，而无法改变生命能量的大小本身。这个定律进一步强调生命的实体结构和场能结构作为生命能量载体的角色。任何生命都需要保持与外界进行信息能量的等量交换，否则生命形式将会结束并转化为其他形式。生命通过实体结构的感官认知途径和场能结构的生命场认知途径来获取外界信息，并与外界进行物质、信息能量的等量交换，从而维持生命的存活。所有的生命现象，如疾病、健康、梦幻、情感、心理活动等，都是肉体结构和场能结构共同作用的结果。在更广意义的层面上，计沙生命定律认为生命的最基本特性是主动维护自身体系的"对称性、平衡性，以及命运能量守恒"。这是所有生命形式继续健康生存下去的根本保障。

2. 人体气血能量系统——提供燃油

文中用人体气血能量系统来统称人体生命的能量系统，气血能量系统是人体的核心，是生命的象征，各种生命现象均需要消耗气血能量。气血能量系统相当于人体这台发动机的燃油供给系统，气血能量的多少决定了发动机做功的多少、做功持续时间的长短以及生命不同状态的表现形式，但并不绝对代表生命续航的时长。气血能量完全丧失，则生命终止；气血能量不足，则或羸弱或疾病；气血能量充盈，则精力旺盛，身体健康。因此，生命过程中维持气血能量消耗的平衡和生命总能量消耗与再生的平衡，保持生命能量充盈状态，是身心健康和减少疾病的关键。

人体气血能量总体趋势遵循热力学第二定律，即熵增定律，随着生命的延长，伴随着熵增和紊乱度增加，最终能量逐渐减少直至回归宇宙而生命消亡。但在漫长的生命过程中，又遵循生命能量守恒，维持即消耗与再生的平衡，是生命功能长期生存的基础，生命能量守恒与热力学第一定律的能量守恒定律有本质的区别。

二、能量生成系统（保障）

1. 呼吸系统吸入自然界清气——点火

人体发动机有其特殊性，与机器不同的是，他可以借助自身的其他系统在消耗自身能量的同时为其补充和再生能量，呼吸系统提供氧气为气血能量的消耗和再生提供了重要条件，对人体生长发育、新陈代谢、免疫功能和健康维持具有不可替代的作用。其中氧气参与的将气血转化为能量的反应犹如发动机的点火。

2. 脾胃系统——燃油再生

与呼吸系统相似，消化系统是食物在消化腺的消化作用下转化成各种营养成分，借助小肠的特殊功能结构，对营养物质进行充分的吸收、贮存，成为气血能量的物质基础，营养物质转化成气血能量的过程离不开氧气参与的一系列化学反应。消化系统的过度摄食会损伤脾胃，透支气血，正如《内经》所言："饮食自倍，脾胃乃伤。"似乎某种程度上印证了现在营养不良已不再是威胁人类健康的重要因素，暴饮暴食、疯狂夜宵等反而增加了人类疾病的种类和治疗上的难度。因此在生命过程中，保护好脾胃功能是健康长寿重要条件。

3. 循环系统——提供动力

循环系统，作为机体的动力泵，对营养物质的运输、气血的运行起着不可替代的核心作用。没有心脏这个动力泵,人体氧气不能运送,营养物质不能吸收,能量无法转化,人体的司令部——大脑及身体的其他各部都会因为能量的中断而功能丧失。人体除大脑这个指挥中枢外,心血管系统的功能显得特别重要。循环系统工作停止代表生命的终结,心脏功能的强大和循环的畅通是健康的重要保障。

三、能量调节系统 （关键）

1. 生殖系统——能量调节系统

生殖系统有生殖繁衍和满足人体性爱需求的功能,尤其是后者,它是人体的原欲。由于欲望的累积,欲力逐渐增加,将产生一股强大的力量。这种力量是否规律的释放将对人体的情绪产生显著影响,对气血能量运行、消耗、再生具有重要调节作用。

2. 运动系统——能量调节系统

运动的系统的能量调节作用,这里的运动主要指体育运动,其道理很明显,人体通过运动一方面可增加气血能量的消耗,另一方面可调节气血能量在不同系统、脏腑分布的多少。通过运动可减少大脑气血能量的供应,释放大脑的压力,改善不良情绪,改善睡眠,促进大脑以下各器官的新陈代谢和血液循环,改善躯体的功能状态,有助于气血能量的再生和补充。

3. 神经系统（心神系统）——能量调节的主宰

神经系统作为人体的司令部,是整个生命活动的主宰,上述各个系统的功能都直接或间接地受到大脑的调控。人体的自主呼吸和心脏的跳动受自主神经系统（植物神经系统）来调节，不受意志支配。神经系统通过感知、归纳、整合形成认知，认知通过重新分配躯体其他系统的能量来形成欲望实现的行动能力。心神系统对其他各组织系统功能的协调从而达到气血能量合理的分配、消耗和再生，让气血能量处于相对充盈、运行通畅、身心协调、形与神俱的状态来维系生命健康。

四、废物排泄系统（前提）

废物排泄系统主要排出身体的终末代谢产物，主要是对机体无用的废物。机体的代谢废物不能及时排出，必将给躯体带来代谢紊乱、水电解质失衡、能量消耗与再生失衡、内环境改变，均会严重影响各脏腑功能，危及生命健康，因此排泄系统功能的正常发挥也是健康的重要前提。

1. 消化系统——排泄粪便

消化系统排泄粪便的功能出现障碍，会形成机械性肠梗阻，肠腔内压力增加，肠道壁的血液循环障碍，导致肠道缺血坏死，出现腹痛、呕吐、板状腹，影响胃肠的消化吸收功能，使气血能量再生障碍。

2. 呼吸系统——排出二氧化碳

呼吸系统在呼气时排出二氧化碳、水分及其他气体，如排出障碍，则二氧化碳在血液中潴留，导致呼吸衰竭、酸碱失衡，甚至出现肺性脑病等，严重危及生命健康。

3. 泌尿系统——排泄尿液

泌尿系统通过小便排出一系列代谢废物，如水、毒素、尿酸、尿素、乳酸、草酸等和钠、钾等矿物质，以维持酸碱平衡和保持内环境稳定，对维持生命活动具有重要意义。如多种原因导致的无尿或排尿不畅，持续时间过长，均会出现肾功能损害、水电解质紊乱、酸碱失衡、肾衰、心衰等。

4. 皮肤系统——排泄汗液

皮肤可以通过汗腺在特殊的外环境下排汗，排出部分色素、少许乳酸、尿素等有机物和无机物，以维持人体内环境的相对稳定。排汗不畅会带来体温升高，例如感冒发热时，不出汗则体温不降，排汗后则体温下降。排汗过多往往代表能量的过多消耗，例如运动后或天气炎热的环境；静息状态下的多汗或潮热意味着自身能量调节能力的下降、身心紊乱。

各个系统的整体协作功能介绍完毕，下文笔者将讨论能量的分配、运行、消耗与再生的调节机制，正确理解这些机制可以揭秘很多功能性疾病的复杂症候群以及疾病的发生、发展规律，给大众提供养生保健的理论依据，开阔临床医师的治病思路。

第六节 气机及气血能量调控机制

气机这一名词是中医学特有的概念，是现代医学忽视和难以理解的重要生理现象。现代医学过多关注了肺吸入氧气和排出二氧化碳的功能，忽视了肺的一呼一吸在调节人体血液循环和循环压力的重要作用，导致对心肺整体协作的认识不足，对部分疾病的病因、机制、症状难以解释，成为现代医学认知领域的盲区。早在《黄帝内经》中有"肺朝百脉"的记载，在道家养生功法中也有关于呼吸重要作用的记载,称为调息,有强调呼气类的,有强调吸气类的,有强调闭气类的,还有强调咽气类的。从古至今,中医养生、道家养生等均有对调息在养生保健中的重要性进行介绍,然多知其然而不知其所以然,要求那样做,不知道为什么要那样做。本书引入气机的概念主要便于更好地解释人体工作原理。气血能量的循环运行是否通畅、各脏腑分配能量多少的调节的直接动力是通过气机来调节的。完成气机的主要调控系统是呼吸系统,主要器官是肺,气机的调控仍离不开神经系统(心神系统)的主宰。现代医学目前很多复杂症候群不清楚的背后的机制,其根本原因在于不清楚肺和气道与自然界通过一呼一吸产生奇妙联系。

一、气机

1. 气机的概念

气的升降出入运动称为气机,也称气机升降。这里的气机升降出入狭义上是特指肺的一呼一吸运动,因为讲到出入,唯有呼吸之气才能出入,吸气称为入和降,呼气叫作出和升,前者叫纳新,后者称吐故。气机升降出入的重要性及普遍性,正如《素问·六微旨大论》说:"出入废则神机化灭,升降息则气立孤危。故非出入,则无以生长壮老已;非升降,则无以生长化收藏。是以升降出入,无器不有。"但查阅中医学著作,有关"气机"的概念显得比较混乱,例如《中医词典》将其解释为:生理学名词,泛指功能活动,用以概括各脏腑生理性或病理性活动,如气机失调,气机阻滞等;《中医名词词典》

解释为：通常是泛指气的功能活动，有时则指脏腑之气运行的通路，如临床上因痰热壅肺，可以导致肺的气机不畅而产生喘逆症状；《中医基础理论》的解释为：指人体内气的正常运行机制，包括脏腑经络等的功能活动。不难看出，对气机的理解与气化的内涵混为一谈，其实气机与气化是有根本区别的，笔者认为气机专指呼吸之气而言，完成气机生理活动的脏器主要是肺和与其相连的管道（呼吸道）；而气化则是专指气血能量之气在脏腑经络等的功能活动表现，完成气化的脏器主要是心脏及与其相连的管道（经脉）。唯有把气机和气化两个词的内涵搞清楚才能准确理解和把握人体运行的原理，否则会犯模模糊糊、虚虚实实之误，陷于自说自话、谁也说服不了谁的狡辩怪圈。

2. 气机和气化的区别与联系

在中医学的传承中，有部分同人将呼吸之气的升降出入（气机）与脏腑气血能量之气的升降出入（气化）混为一谈，犯了概念和范畴上的错误，让后学茫然。脏腑气血能量由循环系统来运行，循环系统是一个封闭的系统，重在升降，次在精微物质和气（氧气和二氧化碳）的出入。呼吸系统是一个开放性系统，重在出入，次在升降。本书所述的气机专指呼吸之气的升降出入，而脏腑气血能量的升降出入用气化一词来表述，明白了这两个词语表达功能范畴，有助于阐释二者之间的功能联系。那么气机与气化到底有一种什么联系呢？气化是生命活动现象的标志，因此气机属于气化范畴的功能表现之一，气化包含了气机在内以及其他脏腑组织的功能活动，气机的特殊性在于它是唯一一个通过与外界环境相联系来实现其功能的。

自然界，气之升降孕育了万物，在人体，气机与气化演绎了生命百态。脏腑是人体之气血能量活动的主要场所，人体之气血能量的升降出入运动（气化）也主要体现在脏腑的功能活动中。脏腑之气血能量推动脏腑功能活动，脏腑功能活动实现脏腑之气血能量的运行。脏腑之气血能量运动的基本形式是升降出入，但脏腑之气各自运动却各有偏向、各自趋势，使脏腑生理活动各具特性。脏腑之气血能量的运动不仅是人体生命活动存在的标志，更是人体生命活动的保证，一旦停止运动，生命活动也就结束，因此生命活动离不开气机的升降出入和脏腑经络气化活动的协作，两者缺一不可，无气机，气化无以续；无气化，生命无以存；气机调节气化，气化主宰气机，二者相辅相成，否则生命息矣。

二、心神与气机调控

明确了气机内涵是专指呼吸之气的升降出入运动，笔者将讨论在心神的主宰下，肺和呼吸道如何完成气机运动，以及气机如何调节人体气血能量运行、分布、消耗、再生等过程。心神作为气机的主宰，早在《黄帝内经》中记载："心者，君主之官，神明出焉。肺者，相傅之官，治节出焉。""心者，五脏六腑之大主。"现代医学的研究证明，大脑作为人体的指挥中枢，调节人体的一切机能活动是肯定的。

1. 气机与气压

《素问·灵兰秘典论》："肺者，相傅之官，治节出焉。"

肺主治节，治节即治理调节，肺主治节就是通过肺主呼吸功能来实现的，肺主呼吸就是气机的具体表现形式，同时需要气道的配合。肺的一呼一吸除了吸入氧气和排出二氧化碳的功能，还有一个重要功能，就是调节肺内压力和胃肠压力，进而调节胸腔和腹腔压力。一方面，这种增加的压力可以增加胸腹腔脏器微小动脉的阻力，还可以挤压胸、腹主动脉，使更多的气血能量向上运行以供应大脑；另一方面，减少脑以下脏腑的气血能量的供给，可以影响肺的通气/血流比值，影响氧气的利用度和胃肠的消化吸收功能。气机通过调节肺内压、胃肠压，进而调节胸腹腔压力影响气血能量的运行、分配与消耗，而且对气血能量的再生也有重要影响。

本书中的气压是指因气机逆乱时，肺内和（或）胃肠内空气聚集增加产生的一种影响诸多脏器血液循环的压力，可以导致压力损伤、循环障碍、身心紊乱。与日常所说的大气压，简称气压（是作用在单位面积上的大气压力，即在数值上等于单位面积上向上延伸到大气上界的垂直空气柱所受到的重力）有本质区别。前者发生在体内，后者发生在表面；前者致病更广泛，后者导致少数疾病；前者发生在气机逆乱时，后者常发生在处于高海拔或潜水时。

2. 气机调控

在中医学理论中，心具有藏神和主血脉的功能。心藏神的功能主要包含了现代医学脏腑分类结构中大脑的功能。由于古人对大脑思维活动认识不足，感到神不可测，故将其归心所主，所以文中讲到心神时，就是指大脑的思维活动及作为人体指挥中枢的主宰作用。当代医学把焦虑、抑郁称为身心疾病，此种称谓应该是受到中医或中国文字的影响使然。气机的调节离不开心神的支配和协调。在生理状态下，气机条畅，气血能量运行无阻，人体健康；在病理条件下，气机不畅，气机郁结，将影响气血能量的运行和再生。讲到气机，主要是强调气机的条畅，《素问·上古天真论》"是以志闲而少欲，心安而不惧，形劳而不倦，气从以顺……"是说人处于志闲少欲、心神安然、劳而不倦的舒适愉悦状态时，则气机条畅，气血能量运行调达和顺。

综上所述，笔者认为心、肺才是气机调达顺畅的关键，肺主一身之气，通过肺的宣发（呼气）与肃降（吸气）完成气机的升降出入，肺的宣发与肃降又受心神所主宰。心、肺协调，气机的升降出入正常，全身气血、津液、水液的输布与运行正常，气血能量生化有源，消耗与再生达到一个相对平衡状态。如《素问·举痛论》曰："喜则气和志达，营卫通利。"如心肺有病，则气机不畅，气血消耗增加，气血再生不足，气血能量处于消耗透支的亏虚状态，故《素问·五脏别论》曰："五气入鼻，藏于心肺，心肺有病，而鼻为之不利也。"心肺有病，通过"鼻为之不利"而影响气机的升降出入，进而影响全身气血、津液、水液的输布运行与代谢，即影响气化的功能及气血能量的补充与再生。

当人的原欲处于压抑和欲力得不到释放时，会引起神经内分泌物质的积聚。大脑会长时间处于高度紧张或欲力持续累积增长的态势，此时，人的其他组织器官的气血能量减少，功能减弱。这一点在那些患焦虑、抑郁症的病人中更容易见到，其中的机制是什么呢？此刻患者处于气血能量分配不均、紊乱或处于虚弱的状态，气血能量虚弱是根本，分布失调加速气血能量的消耗，加之再生不足，对气血能量虚弱最敏感的器官是大脑，气血能量不足，会出现头昏（晕）黑蒙、注意力不集中、思维逻辑紊乱、词不达意、没精打采、工作效率低下等脑供能不足的症状；身体会困倦疲乏、纳食不香、肌肉酸麻胀痛、身体协调应激能力低下等。当以上这些症状传到神经中枢大脑，人体则启动优先保证司令部（中枢）气血能量供应的机制，这个机制的启动是为了争夺本已虚弱的气血能量，进一步加剧大脑以下各组织器官的气血能量的供需矛盾，出现相应组织器官功能低下或障碍的症状体征，如得不到及时纠正，则陷入身心功能失调或疾病的恶性循环链。

在人体气血能量充盈时，大脑与躯体的气血能量供应充足，各司其职，常表现为力从其心，身心和谐愉悦，气血能量消耗与补充处于动态平衡，人体处于健康的良性循环态；当气血能量虚弱时，大脑感受到因能量供应不足而带来的危机感和不适，此时调集各方力量启动优先保证中枢供能机制，此刻的争夺必然会加重脑与躯体对能量消耗的供需矛盾，导致身、心均不能获得充足的气血能量，出现脑与躯体功能不相协调的诸多症状，进而身心紊乱，发生疾病。对优先保证大脑气血能量供应机制的深入探讨会有助于更好理解健康、亚健康、疾病的发生发展与恶化过程。

三、气血能量优先保证大脑供应的机制

探索气血能量优先保证大脑供应的机制是促使笔者探秘人

第一章 人体工作原理

类生命遵循的物理学奥秘的重要基础,正如英国爱丁堡大学人体生物学教授查尔斯·科克尔在《生命的实验室》一书中写道:"生命表面上千变万化,但实际上共同之处颇多,这些共同之处都是由背后的物理学定律决定的。生命的产生似乎并不是偶然,它遵循必要的物理学原理,而这些原理具有普适性。生命既受制于这些古板而冰冷的物理学原理,又有其与生俱来的活力和多样性,这两个方面相辅相成,既使生命焕发出活力与生机,又使其在有限的范围内繁衍,保持稳定性,从而实现了生命长久的发展。"基于对该书作者观点的认可,笔者与之共鸣,与其把注意力集中于研究疾病的复杂性、症状的多样性,倒不如探索人类生命背后遵循的共同物理学原理,用共性原理和规律去解密复杂的疾病现象和繁杂的症候群,对完整地认识生命体健康与疾病、生与死有事半功倍的效果。人体这一套优先保证大脑气血能量供应的机制正是每个个体遵循的共同物理学原理而产生的,这个机制就是压力原理。也许中医学"头为诸阳之会"一说早就蕴含了该机制的存在。

人的大脑位于人体的最高位置,而心脏位于胸腔纵隔中,一上一下,根据牛顿力学原理,理论上心脏泵出的血液对人体的大脑来说,是气血能量供应最不容易达到的地方,但大脑恰好又是人体的最重要的器官,如气血能量供应不上,势必影响人体整个机能活动,导致社会适应能力下降,疾病发生,甚至死亡。

压力,在物理学中是一个耳熟能详的概念,但在人类有机生命体中,压力是如何来调节人体大脑与五脏六腑的气血能量分配的机制往往并述不清,或视而不见,或根本不去深究,对生命逻辑的深层次探索断了线，造成对生命奥秘的探索迷失了方向，一直停留在现象层面上转圈圈。现代很多从事物理学专业的人士也在尝试运用物理学原理和中医知识来研究生命整体运行逻辑，助力人体大健康课题，但常常在关键问题处弄不明白就拐弯了，或避而不谈，或断章取义。关于压力，笔者做个比喻：大脑气血能量供应的机制犹如乌鸦喝水故事的原理，也正如我们日常生活中如何把地下水压到地面上来供我们使用的道理一样，它们都源于物理学中的压力原理。

人体的动脉血压就是一种压力的典型代表，血压又直接影响大脑的气血能量的供应。血压的形成有赖于心脏的收缩和与血管系统构成的相对封闭的管道系统有关，血压维持在一定范围内对灌注脑与躯体，为其提供气血能量是至关重要的，后文将围绕压力的代表——血压为中心的调节机制的介绍，重点为我们揭秘气压机制在调节血压，进而调节气血能量运行、消耗、再生和亚健康与疾病形成的动态过程中发挥的作用。机体在面临急性应激、慢性应激（也叫所欲不遂，如生活、工作、情感等方面）以及衰老时，为了保证大脑气血能量的优先供应，分别启动了三种不同的机制来增加压力，使血压升高并维持在一个相对稳定的范围。

1. 急性应激机制

应激或应激反应是指机体在受到一定强度的应激原（躯体或心理刺激）作用时所出现的全身非特异性适应性反应。在应激状态下，无论是躯体性还是心理性，尤其是急性应激，下丘脑、垂体、肾上腺皮质系统和交感-肾上腺髓质系统强烈兴奋，应激机制启动，儿茶酚胺、肾上腺糖皮质激素、胰高血糖素、胰岛素、β-内啡肽等分泌增加，致心率加快，血管收缩，血压升高，精力高度集中等以保证脑灌注及气血能量的供应，大脑再调动其他系统做出行动使机体在变动的环境中维持自身稳态，提高机体应对不利环境的能力。也就是说，应激机制启动了神经内分泌激素的参与，使压力（血压）迅速升高，保证大脑供能，大脑再指挥协调躯体做出防御性反应，人体做好准备。这种机制是短暂的，对人类的生存和繁衍具有重要意义，对生命健康的利大于弊。过强或持续时间过长的应激可导致器官功能障碍和代谢紊乱，产生身心疾病，此问题将在慢性应激机制中进一步阐述。

从中医学来讲，现代医学中所谓的应激状态，其实是一个气血能量短时间消耗很大的一个状态，首先大脑通过对躯体的感官等收集的环境信息来判断自己的安全程度，当发现自己不安全时，人体启动应激机制，众多激素分泌增多并参与其中，这是大脑气血消耗增加的前奏和具体表现，进而重新调整气血能量的分配以满足防御或攻击需要，如内脏血供减少，四肢肌肉能量增加，肌肉收缩等。急性应激状态后，机体往往有一个疲软期或休息期，这是因为爆发性功能状态过度消耗阴精所致，需要蓄积气血能量以供再次使用。由于大脑特殊的储存记忆功能，应激事件的印迹将终身存储在大脑中，进而影响人体在后期生活中的方方面面。

我们不难理解，生活中那些长期或反复处于高强度应激态的人，他们形成了具有特色鲜明的性格特点和体质，变得容易激惹、敏感、易怒、好斗、暴力倾向等和气血能量总体偏虚弱的状态。

2. 动脉硬化机制

随着人体衰老的逐渐发生，气血能量水平整体呈下降趋势，机能减退，大动脉、中动脉、小动脉发生硬化，以血压逐渐升高的方式来优先保证大脑气血能量的供应。这种机制是生命的基本规律，是一种衰老的生理现象，我们本可以不必过度关注，但我们又面临血压过高导致心脑血管事件（脑出血、脑梗死、心肌梗死等）发生率增加。过度地关注血压可能会导致焦虑，带来恶性循环，即越关注，血压越难以控制，更容易促发心脑血管事件。同时由于血管的硬化，大动脉的顺应性降低，容易出现舒张压降低、脉压差增大或体位性低血压，易引发心脑等重要脏器的供血不足事件发生。处在不同年龄阶段、不同生活习惯、不同生活环境、不同基础疾病态的人群其正常血压值的定义应该因人而异，而不是千篇一律的在 140/90 mmHg 以下。我们应该探索在不同年龄、种族、基础疾病情况下的正常血压参考值，既能减少因血压过高引发的心脑血管事件，又要防止因血压过低导致心脑供血不足事件的发生。值得庆幸的是，这个问题已引起医学界同行的重视。

正如韩启德院士在其著作《医学的温度》的《对控制疾病危险因素的考量》一文中指出的那样：高血压需要治疗吗？大量研究表明，控制血压可以降低 25%～30% 心脑血管事件的发生率，所以就人群而言，针对高血压给予治疗是肯定有益的。但就中国 40 岁以上高血压人群而言，10 年内心脑血管事件发生率最高为 15%，如果以 100 人计算，40 岁以上的高血压病人长期服药，在 10 年内有 4～5 个人因服药而避免心脑血管事件发生，那么另外 95 个人用不用药结果都一样。考虑到长期服药的经济负担和药物的副作用，是选择治疗还是不治疗呢？值得思考。

笔者认为动脉硬化机制是导致血压逐渐升高这一漫长生理过程的重要原因，动脉硬化机制是以满足大脑气血能量供应为前提而出现的缓慢代偿机制，因此它对人体健康的影响是最小的，不必对动脉硬化过度恐惧和焦虑，相反地，急性应激才是影响血压骤然升高和血压大幅度波动的重要诱因。对健康的伤害更大，因此保持情绪稳定对健康的重要性显得尤其关键。一种缓慢的代偿机制带来血压的升高是机体的需要，人体是逐渐适应的，那么我们采取另一种对抗的方式去降压，无疑会带来压力不足而出现大脑气血能量供应不足，导致持续强化血压升高的激素分泌增加，这些激素分泌的增加带来新的紊乱和失调，孰利孰弊，一言难尽。因此高血压到底该不该降？多高才开始降？降多少合适？如何降？必须终身服药还是可以季节性服药？还是阶段性服药？还是从源头思考？……这些都值得我们深度思考，而不是一降了之的单纯强调降压的重要性那么简单。

3. 气压机制

气压机制作为与上述完全不同的另外一种机制，在慢性、持久的身心因素刺激时（慢性应激），气压机制是优先保证大脑气血能量供应的主要代偿机制，也是引起纷繁复杂症状群背后的主要原因，主要表现为多种难以解释的症状，反复出现，迁延难愈，困扰众多医生和患者。气压机制最重要的是用它可以完整系统地解释心理疾病和与心理有关疾病的一系列躯体症状与体征，当然也参与了慢性非传染病的发生、发展、恶化与转归的过程。对该机制的深入探讨，无疑可以破解心理疾病的神秘性，也有助于对人体疾病病理更完整的认识，对指导临床诊断和治疗发生改变有重大意义。

气压机制是一种亚急性代偿调节机制，之所以称为亚急性调节机制是因为它比急性应激机制启动慢，比动脉硬化机制快，是介于二者之间的一种机制，也是现代医学易忽略之所在。具体是：通过增加外气道阻力（鼻息不利）、肺内压力，进而增加胸腔压力，影响氧气的利用；增加胃肠和腹腔压力，减少胃肠及以下器官的气血能量供应，影响营养物质的消化吸收，减少气血能量的再生；优先保证大脑供能，增加气血能量的消耗。

气压机制是如何启动、调节和并完成其代偿调节气血能量优先保证大脑供应的呢？头为诸阳之会，脑居高位，由于重力的作用，气血能量从理论上讲最不容易输送到大脑，是一种什么样的机制优先保证了脑的气血能量的供应呢？笔者认为正是通过肺的呼吸功能，利用上述的气压机制来实现。生理情况下肺主宣发和肃降，通过一呼一吸气量的多少和气道阻力的大小（鼻息通畅度），来调节肺内残余气量的多少（肺内压），进而调节胸腹腔内的压力，从而进行气血能量的合理分布，保证气血能量消耗与再生的平衡，保持各脏腑功能协调，身体健康。病理情况下，慢性应激状态，个体在生活、工作、情感需求长期得不到满足（所欲不遂），或对某危害事件过度、过长时间的关注、担心、恐惧，或气血能量亏虚、身心供能不足、心理和躯体的症状长期困扰，或长时间身处不安全环境等时，会心神不宁、情绪失常，表现为紧张、焦虑、恐惧、思虑过度

第一章 人体工作原理

等,影响肺主呼吸和鼻通气的功能,导致吸多呼少和气道阻力增加(鼻息不畅),使肺内残余气量增加,肺内压增加,进而胸腔压力增加。呼气时,由于外气道不通畅,阻力增加,部分呼出之气逆行,从会厌(会厌作为人体胸、腹压力调节的中继阀门)进入胃肠,胃肠压、腹腔压力增加,以上导致灌注胸腹腔脏器的小动脉阻力增加,压力传导,同时挤压胸腹腔的大动脉从而使血液向头部方向运行,以优先保证脑气血能量的供给。肺内压、胃肠内压以及胸和腹腔的压力长期得不到释放,失调状态得不到及时纠正,胸、腹腔的脏器,尤其离心脏血供越远的脏器会依次受到气血能量供应不足的影响。同时,长时间肺内压增加会影响肺泡的通气血流比例,进而影响氧气的利用,对气血能量的生成造成不良影响;胃、肠内压力和腹腔压力的增加,会影响肠壁动脉的血供及静脉的回流,胃肠的消化吸收功能减弱,气血能量的生成减少。氧气的利用降低和营养物质消化吸收的减少,两者均导致气血能量生成的减少,必然导致气血能量的虚弱,会进一步加剧脑、肠争夺能量以优先保证大脑供应,减少胃肠气血能量,众多身心症状群促发病理性的条件反射,进入气血能量亏虚的恶性循环。

另一方面,患者可以同时出现因肺和胃、肠内压力及胸、腹腔压力增加导致挤压胸壁肌肉和胃肠壁的物理症状,表现为:胸胁胀满、胸闷胸痛、腹胀腹痛、胁肋疼痛、嗳气、矢气增加。中上焦气血能量不足的症状,如心累气短、心慌心悸、纳差、乏力等。由于大脑重量占全身体重约2%,其血流量占心输出量的15%,耗氧量占全身的20%。患者的精神心理类症状使患者大脑比平常消耗更多的气血能量来满足其病态下气

59

血能量供应，长期如此，必然导致脑以下各脏器的气血相对不足，尤其是离心脏越远的脏器，如肝、胃肠、胰腺、肾、肾上腺、生殖系统易受累。消化系统的气血能量供应不足，对人体的影响尤其大。消化系统在中医学被称为脾胃，又叫后天之本，脾胃受伤，功能失调，升降失司，影响中焦的受纳、运化水谷，升清降浊等功能，出现腹泻、便溏、消化不良等症状。后天气血能量化生不足，无以充养先天，进一步影响先天之本肾精（气血能量的先天部分）的充养，患者出现肾精亏虚的各种临床表现，如腰膝酸软、怕冷少神、性欲低下、阳痿，女性还可以表现为宫寒、月经量少、提前绝经、不育不孕、早衰等诸多症状。躯体远端下肢气血能量不足，则双下肢乏力，活动不灵活，容易跌倒等。脑为元神之府，内藏脑髓，又称为"髓海"。肾主骨生髓通于脑，肾精亏虚必然影响心神功能，进而加重心神不安、恐惧、焦虑、失眠、激动、躁狂等症状，步入疾病的恶性循环链。气血亏虚，心神不宁，内生逆乱，外易受邪，百病丛生。正如中医大家李可所言：阳气（气血能量）不到的地方就是病。

  总之，心神为气机之主宰，肺为气之主导，鼻为气之门户（开关），会厌为肺与胃肠气压调节之阀门，心不藏神，肺失宣发，表现为鼻息不利，气道阻力增加，会厌开关失调，进而导致脏腑气机逆乱、气血运行失调、气血亏虚，进入疾病恶性循环链，难以治愈。笔者认为，人体是一个受心神主宰的精密物理结构，生理情况下，形与神俱，身心合一，五脏功能正常，气机条畅，气血运行无阻，周而复始，如环无端；病理情况下，形与神不协调，身心紊乱，气机逆乱，气血运行不畅，能量分布紊乱，气血亏虚，百病丛生。

　　临床上，身心疾病的躯体症状归纳为四大类症状群，均有其物理压力机制参与其中，并非患者主观编造。第一类是胸闷气短、胸痛、呼气不畅、不自主频繁叹息等症状，这一部分患者由于外气道阻力增加，同时会厌关闭良好，没有气体逆流，吸多呼少产生的多余气体郁结在肺内，导致肺内压升高，进而胸腔压增加，甚至胸壁肌肉被绷紧，出现胸肌的症状，由于气压可以随体位改变而传导，所以症状呈游走性，在中医学中称之"肝气郁结"。胸肌绷紧时，由于体位不当或过劳或暴力或剧烈运动，易导致胸肌的气压损伤，民间称"岔气"，现代影像学检查基本不能发现，但发生损伤的原因和症状是客观存在的，常常被误认为是心理精神患者编造的症状。这里需要提醒的是，因肺内压、胸腔压力增加和鼻息不畅导致的气压损伤，如出现胸闷气短、胸痛、呼吸不畅、濒死感、压榨感等症状与冠心病心绞痛、心肌梗死的病因有本质区别，临床上常常被错误当作冠心病进行诊治，疗效自然差。

　　第二类是除了前述症状，患者还经常伴有腹胀、频繁嗳气、打嗝，或者频繁矢气（放屁）、消化不良等，这一部分患者是因为外气道阻力增加，肺内压也增加，欲呼出的部分气体经会厌逆流入胃肠所致，由于肠道结构的特殊性，其容纳气体的量可以相当大，胃肠道气压逐渐增加，压力达一定程度，要么频繁嗳气从口鼻排出，要么频繁放屁从肛门排出，由于气体的推动作用，患者常有便意，排便次数多，往往以排出气体为主，同时伴有纳食、消化吸收、大便性状异常等，在中医学上被称为"肝气犯胃"或"肝气犯脾"。在临床上存在认识误区，片面地认为频繁嗳气和放屁是特殊食物产生的气体使然。相反，笔者认为，患者频繁嗳气和放屁正是心理疾病的特征性表现。

第三类是头昏、头痛、头重、失眠、头皮发胀，肩颈僵硬不适等症状。气压机制在发生代偿时，颅内动脉压升高，气血能量供应增加，表现为压力增加和气血有余的火热症状，出现头昏、头痛、头脑发烫、情绪激惹易怒、甚则呕吐等；胸腹腔压力增加必然带来颅内、头皮、颈肩部的静脉回流阻力增加，静脉回流迂缓，静脉压力达一定程度，也可出现头昏、头痛，头皮肿胀，肩颈僵硬不适，当静脉压力增加到头面部组织肿胀压迫神经时可出现多种神性头痛症状。笔者归纳认为，气压机制代偿时，头部承受三重压力：一是颅内动脉压力；二是颅内静脉回流受阻的压力；三是头皮静脉回流受阻的压力。头部的三重压力导致头部症状的多样性和难治性，临床上常见头昏、头重、头痛、神经痛等症状，因此临床上遇到顽固性的头昏、头重、头痛症状应思考是哪种压力发挥了主导作用，无论哪种压力，均从气压的关键因素着手治疗，可取得事半功倍的效果。

第四类是以四肢乏力、酸软肿胀、肢端发凉或燥热等症状为主。究其原因，四肢是躯体的远端，气血能量容易灌注不足，尤其当整体气血能量亏虚时表现更为突出，出现肢体乏力、怕冷等症状；由于胸腹腔压力增加，肢体远端静脉回流障碍时出现四肢酸软、肿胀、下肢静脉曲张、手足心皮肤发红发烫等症状。

身心疾病的心理症状也分三大类。第一类是以情绪激动、

第一章 人体工作原理

烦躁、神经质、甚至躁狂等为主,这些症状是建立在以高度耗能的基础上,同时以灌注脑动脉的压力升高为前提,患者气血能量总体还处在比较充盈的状态,表现为大脑功能过度活跃、亢奋、敏感等,临床常以失眠、头痛、焦虑为突出表现,甚至出现幻听、幻视等精神失常症状;第二类是以悲观少欲、淡漠厌世、甚至怀疑人活着的意义,以致有结束生命的想法,临床上以抑郁型患者较多见,整体上是气血能量比较亏虚的状态;第三类症状即兼有上述第一类、第二类症状,时而亢奋、时而悲观,时而躁狂、时而安静,处于焦虑抑郁双向转换状态。

归纳起来,在病理情况下,肺内压、胃肠压和胸腹腔压力增加,优先保证大脑气血能量供应的同时,减少了躯体五脏六腑的气血能量供应,结果气血能量是消耗增加,再生减少,加速气血亏虚;肺内压、胃肠压和胸腹腔压力增加,还能影响头面部和躯体、五脏六腑的静脉回流,影响心输出量。前者指动脉循环能量分配紊乱,脑动脉和脑组织承受压力增加,躯体供血减少;后者指远端静脉回流受阻,承受压力增加,引起相关症状,最终导致静脉回流障碍和动脉供能减少,气血瘀积在经脉系统中,影响机体新陈代谢,导致脏器功能减退,气血能量整体减少,免疫力下降、衰老、疾病等发生。另外,胸腹腔压力增加还导致对胸壁、腹壁肌肉软组织的物理损伤症状。以上几大类身心症状群就决定了身心疾病患者症状的多样性、杂乱性、迁延性和难治性,但从深层次看,它们之间是有内在联系的,是一个压力机制之因下多果的表现。

笔者以上对躯体症状和心理症状进行了归纳,但躯体症状和心理症状远远比归纳的还多,具体症状因人而异,但其症状背后的原理无出其右。身、心症状不能截然分开，因长期的躯体症状迁延不愈会加重心理症状，心理症状的持续会加速气血能量的透支进而加重躯体症状。虽然发生心理疾病的病因不同，但最终都容易陷入身心失调的恶性循环，这也是心理疾病的多种症状往往迁延难愈的根本原因，唯有阻断这个恶性循环链方可取得事半功倍的效果。

笔者在解释外气道阻力增加后，又整整思考了一年，终于把外气道阻力增加与气道结构功能和大脑的情绪思维紧密串联起来了。在慢性应激状态下，患者常常处于久思、久虑、久惊、久恐的不良情绪下，初期机体伴随不自主的屏气或部分屏气行为，尤其是部分屏气，导致外气道阻力增加，随着吸多呼少的累积，肺内压、胃肠压等的增加，气血能量上行，则慢慢出现鼻黏膜充血（可能是动脉充血过度或静脉回流障碍），增加外气道阻力。初期的久思多虑引发的的鼻息的部分屏气行为是一种条件反射，目的是肺内聚集更多的呼吸之气，当肺内压增加到一定程度时，可经会厌逆流入胃肠，随着肺内压、胃肠压力的持续增加，后期则出现鼻黏膜充血的暂时性结构改变以增加外气道阻力，这就是为什么焦虑抑郁的人群容易出现呼吸困难和反复叹息、叹粗气、濒死感等症状的主要压力机制。以上的诸多症状是可逆的，当患者睡眠改善、情绪稳定后，可通过匀畅的呼吸和排气等方式释放出肺内和胃肠内积聚的气体，气压降低，症状则逐渐改善，气血能量运行阻力减轻并正常运行，气血能量则逐渐得到补充，最终患者可以恢复到健康的良性循环状态。

在中国民间，有"生气"一词，其意思是指发怒，因事或人不合心意而不高兴。在中医学称为"肝气不舒"或"肝气郁结",指气机失于舒通、畅达,而形成气机郁结的病理变化。他们之间的联系表现为:生气是原因,长时间生气则表现为肝气郁结,引起气机不畅,出现气滞表现。有人会问,气机不畅则气滞,气滞是滞在什么地方呢?气滞则血瘀,血瘀是瘀在什么地方呢?气滞则血瘀,血瘀则血虚,血虚是虚在什么地方呢?首先看第一个问题,气滞是呼吸时通过吸多呼少让更多的空气郁积在肺内,导致肺内压、胸腔压增加,中医叫作肝气郁结,此处的肝气并非肝脏之气血,而是指因情绪变化带来本应正常出入的呼吸之气,因呼出不畅而郁结在肺内,这才是肝气郁结的正确解释;随着肺内气体越积越多,表现为胸胁胀满,胁肋疼痛,呈游走性,叹长气(中医称为善太息),常常叹长气是肝气郁结患者的典型症状之一,之所以叹长气是排出肺内多余浊气的代偿行为。当肺内压增加到一定程度时,随着外气道呼气阻力的增加,欲呼出之气有部分从会厌逆流入胃肠,至胃肠气体增多,气压逐渐增加,称为肝气犯胃和肝气犯脾,所以肝气犯胃和肝气犯脾本质上是指吸入之气本应正常呼出,由于外气道阻力增加呼出部分受阻,本应呼出的空气通过阀门会厌逆流入胃肠道,影响胃肠的静脉回流和动脉的灌注,进而影响胃肠的消化吸收功能。肝气犯胃或肝气犯脾的患者常常脘腹胀满,消化不良,嗳气或矢气多,之所以嗳气或矢气,其实也是通过口鼻或肛门释放气压的一种代偿行为。所以笔者回答前面提出的三个问题:第一个问题,气滞是气体郁滞在肺内和胃肠内;第二个问题,血瘀的血应该是瘀积在静脉系统,理由是肺内压、胃肠压、胸腹腔压增加,最终都会影响全身静脉的回流；第三个问题，因气滞和血瘀都会导致静脉回流阻力增加，回心血量减少，因此心输出量减少，从动脉输送的气血能量减少，就会表现为血虚，也就是说血虚本质上是动脉供血或供能的减少。气滞－血瘀－血虚这一链条式的变化也恰如其分地解释了情绪对血液循环的影响、对气血能量多少和免疫力强弱的影响以及对疾病进展的影响，这样才能更直观和科学地理解气滞、血瘀、血虚的真正内涵，在指导疾病治病时我们才具有更高的认知维度、融合多学科的手段，从不同层次给予治疗，标本兼治，而不会只停留在单纯治病的表象之中，疗效将事半功倍。例如，失眠本质上是压力使气血能量持续供应大脑有余难以下行所致，故难以入睡；消化不良本质上是脾胃气血能量供应不足，往往与心理情绪有关，明白了以上道理，就不会仅仅局限于单纯用药治病了。

最后需要说明的是，对于气压机制的启动与发生，前文已作了充分解释。气压机制何时启动发生？气体如何郁积？气体郁结到何种程度才发生逆流胃肠？逆流胃肠气体的多少由什么控制等？这些完全取决于慢性应激持续的时间长短和外气道阻力的大小。气压机制的启动一旦发生，尤其长时间发挥作用，则可能会长时间或终身伴随个体反复引发诸多身心失调症状；如果不发生，则很多人一生也体验不到这种机制引发的痛苦感受；即使发生过气压机制的代偿也有程度轻重之别和时间长短之分。理论上每个个体都可能在特殊的环境和阶段发生气压机制的代偿作用，要么仅停留在气体郁结在肺内阶段，持续时间较短或者又较快自我恢复，要么给躯体带来的症状既短暂又轻浅，难以造成痛苦的记忆；一旦持续的躯体症状带来痛苦的心

第一章 人体工作原理

理反应时间过长,则易发生躯体症状和心理精神症状互相影响的恶性循环,经久难愈。正因为气压机制的特殊性,所以不可能众人皆知、众人有感、众人能解,只有那些经历过或正在持续遭受痛苦的心理疾病患者,他们才记忆犹新、印象深刻,以至于在就诊的时能把那些症状惟妙惟肖地一一叙述出来,深怕漏掉丝毫。据笔者的观察,当今社会处于转型的特殊时期,很多患者的身心症状就有气压机制参与其中。在人的一生中,或多或少都可能会感触到气压代偿机制带来的痛苦和不适,只是因个体的生活环境、成长经历、自身气血能量的强弱、认知的差异以及自我纠偏的能力等各异,导致其轻重程度和持续时间长短及其带来的危害程度呈现较大差异化,如何避免气压代偿机制的启动和发生是社会和医生应该共同思考的深层问题,一旦气压代偿机制启动和发生,如何解决更是社会和医生的共同责任。

  至于人体是否还有别的机制参与了优先保证大脑气血能量供应,就微观而言,答案是肯定的。从宏观上讲,急性应激、动脉硬化、气压三种机制,在具体生命活动中,在不同年龄、不同外在环境境况下,应该互有主次,并且协同参与了优先供能于大脑的过程。例如,当一个人受到恶意攻击时,无论是言语还是身体的,首先启动的是急性应激机制。然后大脑再将气血能量分配到将作反击的局部结构上,出现语言犀利、语速快、言语恶毒、四肢力量倍增、有力的攻击或防守姿势等。当威胁消失,应激消除,很快恢复到平时状态。整体上,急性应激机制能提高人体适应不利环境的能力,对生命和物种的延续有重要意义。如威胁持续不退,或长期处于压抑、恐惧、焦虑时，第三种气压机制将作为主导机制参与，当然也离不开神经体液因素的配合。由于启动第三种机制的外因或内因长时间作用于躯体或心理，已经消耗了人体大量的气血能量，机体相对处于气血能量的亏虚状态。气压机制的参与作为一种代偿机制，在于重新分配气血能量优先供于大脑，便加重了本已亏虚的气血能量运行不畅和分布不均带来的身、心失调的矛盾，在临床上表现为纷繁复杂的症状群，如果我们被患者叙述的症状所迷惑，就很难找到治病的关键环节，常常忙碌于疗效不佳的、五花八门的对症治疗技术和寻找新的药物上，其效果就可想而知了。如果个体的一生是一帆风顺的，没有经历重大急慢性精神创伤和重大挫折，随着年龄的增加，则第二种动脉硬化机制发挥主要作用。

4. 气压机制给躯体带来的利弊

气压是为优先保证大脑的气血能量供应一种代偿机制，其意义在于当我们身、心受到伤害时，使我们的躯体的指挥中枢得以高强度工作，以协调机体其他功能系统、脏腑器官、组织经络等来应对或适应来自外界的伤害。从这个意义上来说，它对人体是一个保护性的机制。当在慢性应激态下，持续启动气压机制调节气血能量运行时，又是导致身心紊乱、人体物理结构功能失调的根源，给机体带来永久性紊乱与伤害，严重危害生命健康。正如古语所言："成也萧何，败也萧何。"

假设人体在某个阶段，他的气血能量处于一个相对稳定的水平，也就是说可能是在一个固定的数值上下波动，我们假设这个数值是100，上下波动范围在10以内，即气血能量在90~110之间，维持在这个水平，机体的自我调节和修复能力

第一章 人体工作原理

最强大,气血能量消耗后也能及时补充,整个身心处于协调状态,身体呈现健康的稳态表现。当气压机制持续发挥作用,此时大脑的气血能量消耗增加,躯体其他器官组织的气血能量供应减少,尤其是能量再生系统的气血供能减少。大脑气血能量消耗增加,但它本身并不再生能量,如果又丧失了对能量再生系统的协调指挥以补充气血能量,能量再生减少,气血能量呈一个负平衡态,即消耗大于再生,人体气血总能量必然呈下降趋势。它可能低于90,甚至到80、70、60、50……这个值越低,个体的稳态和自我修复调节能力越低,指挥系统与能量生成系统的矛盾就会越突出、个体的熵越大,表现为身心不和谐,莫名的烦躁、焦虑、恐惧、幻想等和多种躯体症状,患者叙述时间长、症状繁多、对症状记忆清晰、反复叙述等。概括成一句话,气压机制持续作用会扰乱身心和谐并加速气血能量的消耗,人体步入疾病的恶性循环链。

笔者再对前文中提到胃肠压、肺内压、腹腔压、胸腔压,用现代血流动力学知识来阐释上述压力给机体带来的危害,这样读者可能更容易理解些。胃肠压、肺内压、腹腔压、胸腔压增加在前文中已提到,但是如何启动的呢?或触发机制是什么呢?笔者反复思考、内省并查阅资料后发现:当个体长时间处于慢性应激态时,受心理精神因素诱发和调节,会出现部分屏气,外气道阻力增加(后期转变为鼻黏膜静脉充血),部分欲呼出之气受阻郁积或伴有逆流而成。它们共同的压力是促进大脑动脉的供血与供能,血压升高,大脑动脉压升高,犹如箭弦紧绷,会严重影响大脑,在该休息时难以入睡,导致睡眠障碍、睡眠表浅、多梦、敏感等心神失常的症状。肺内压增加会影响肺的通气/血流比例，导致氧气的利用降低，减少气血能量再生，前文已叙述过，不再赘述。肺内压增加必然致使胸腔压力增加（负压值减小），压力依次传递，会影响上腔静脉及上腔静脉所收纳远端微小静脉的回流，表现为头皮、颜面、双上肢远端的浅表静脉回流迂缓，甚至颅内静脉回流受阻，从而出现颅内压增高，表现为血压升高、头痛、恶心、呕吐等，还可以引起静脉窦血栓形成。胃肠压增加会使胃肠动脉气血能量供应减少，进而影响胃肠系统对能量的再生。胃肠压增加必然会引起腹腔压的增加，腹腔压力增加会影响下腔静脉及其所收纳远端微小静脉的回流，可表现为胃肠瘀血，消化不良、腹胀腹泻等，也可表现为下肢顽固性水肿、下肢静脉曲张等。大脑承受三重压力增加产生多种复杂症状，即脑动脉压、脑静脉压和头皮组织静脉压均增加，症状复杂多变；肠主要遭受动脉供血不足和静脉压增加双重影响，因此症状亦复杂。气压增加导致的共同病理生理特点为：一方面，上、下腔静脉及远端的微小静脉回流受阻致回心血量减少；另一方面，回心血量减少导致心脏泵出去的输出量也会减少，但颈部以上（指大脑）的动脉系统供血增加，颈部以下（五脏六腑）的动脉系统供血减少，气血能量分配多寡的矛盾使人体整个气血能量系统不可避免地逐渐步入衰减的恶性循环。随着气血能量的减少，免疫力下降，外易受邪，内生瘀阻，有形疾病的各种表现形式开始发生、发展，进一步加重人体动、静脉系统血流动力学障碍，直至生命的终结，这也是笔者把心脏归到能量生成系统的原因。

总体来说，气压就像"乌鸦喝水"的故事，当人体气血能量不足时，身体与大脑就容易发生气血能量的供应之争，为了优先保证大脑的气血能量供应，就必须让肺和胃肠内蓄积更多的气体，通过压力传导，使气血能量向上输送。不同的是，乌鸦是往水位低的瓶子放石头，使水位上升后就可以喝到水了。一方面，气压机制发挥作用是以牺牲气血能量生成系统的能量供应以优先满足大脑供应，气血能量消耗增加；另一方面，气血能量生成系统的功能下降，能量再生减少，气血能量必将更加亏虚，加速身心紊乱，进入"亏虚—紊乱—亏虚"和"气滞—血瘀—血虚"的恶性循环，导致疾病经久难愈甚至进展加重。

5. 气压机制的自我调节

从前文气压机制的介绍中，不难看出，中医学中肝气郁结、肝气犯胃、肝气犯脾等抽象概念，是人体结构中的确客观存在的气体参与的压力形成而产生功能失调症状的病机概括，并且是某些以前认为难以解释的症状的物理学基础。与肺和胃肠气压相连接的出口有外气道、口腔和肛门，中间结构是会厌。气压机制启动后在肺和胃肠聚集的气体在一定条件下，要么通过呼气或打嗝从鼻或口腔排出，要么通过放屁从肛门排出。如果气体得不到释放，压力不降低，导致诸多身心紊乱症状，百病丛生。患者可以通过被关爱、倾诉、运动、自我学习等，重建生活信心、发现生活乐趣，使心安而神不惧，气机条畅顺达，气血运行无阻，能量得到补充和再生，压力恢复正常疾病可以自然痊愈。

健康的人群在不自觉中通过心平气和的交流、唱歌、散步、打太极、做愉悦的事情、享受某种状态、禅修、静坐养神等获得心安神宁，怡然自得。人体是一个精密的物理结构，它有一套完整的自我检修、调节、维护的天生修复机制，常常不需要我们刻意去做什么检测，就能自我感觉并自我调整修复。当你刻意地去过度追求某种物质、精神享乐而现实生活中又不能满足，或过度关注自身的某些症状、痛苦等。前者是所欲不遂，后者是恐惧害怕力图消除或拒绝接受；一个是想要（物质），一个是不想接受（疾病）；一个是外求，一个是排斥，两者均不由己，持续时间过长导致气压机制启动并不断强化，不能通过自我调节恢复稳态，出现气机失调，气血分布运行、消耗与再生失衡，人体进入疾病的恶性循环链。气压机制自我调节最好的方式就是充足的睡眠，尤其是高质量的睡眠，当个体处于睡眠状态时，呼吸不受大脑思维和情绪干扰，通过吸少呼多方式将积聚在肺内和胃肠的气体排出，气压得以释放；良好的情绪状态，也就是心平气和的状态，气压可以在不知不觉中得到释放；运动可以释放气压；针刺、推拿按摩、浴足等物理刺激也可以调节气压，笔者不再一一赘述。

6. 动脉血压的形成与意义

动脉血压是指血液对动脉管壁的侧压力。动脉血压一般是指主动脉压。由于在整个动脉系统中血压降落很小，故通常将上臂测得的肱动脉压代表主动脉压。形成动脉血压的主要因素有以下四点：第一，心血管系统有足够血液充盈是形成动脉血压的前提；第二，心室收缩射血是形成动脉血压的必要条件；第三，外周阻力是形成动脉血压的充分条件；第四，主动脉和大动脉的弹性能缓冲动脉血压的波动。人体动脉血压正常范围在 90～140 mmHg/60～90 mmHg 之间，正常血压范围数值来源于统计学的计算处理，认为人群在这个血压范围内既能满足人体功能的需要，又能避免血压过高或过低对机体带来损害，以上是现代生理学对血压定义及形成的解释。

笔者常常思考为什么正常血压范围有如此大的区间跨度呢？这是否是自然赋予作为万物之灵的人类是世上适应环境和改造环境的伟大工程师的必要条件呢？血压如此跨度是人类数万年来逐渐演化而来的结果还是人类出现时就一成不变呢？这个不得而知。正常血压如此跨度范围的调节可能与上文提到的三种机制相关，人体动脉血压最重要的意义是为了优先保证人体指挥机构——大脑的气血能量供应。血压如此跨度，无疑给人类提供了尽可能广阔的适应和改造环境足够的空间和能力，因此血压跨度是逐渐演化而成的可能更大。可以预见，未来关于正常血压范围更趋个体化，区间跨度会更大。

综上所述，在人类个体的生、长、壮、老过程中，由于气血能量的生理性的逐渐衰减，人体优先保证大脑气血能量供应的机制持续在发挥作用。从人类从整体上看，随着年龄的增长，血压呈缓慢升高是一种必然趋势。这可能也是随着人类寿命的延长，按照现有高血压的诊断标准，高血压病的患者会越来越多的重要原因。换句话说，血压逐渐升高本身是人体随着年龄增长，机体持续启动优先保证大脑气血能量供应的一种适应或自我调节的生理过程。如此说来，关于高血压的定义是否更应该考虑人群的年龄阶段、遗传、个体差异等方面因素呢？那么现阶段高血压病的诊断标准 140/90 mmHg 难免显得过于武断和不够严谨。现在学者们常在争论：什么是反常，什么是正常；什么是障碍，什么是疾病。因此笔者认为，我们应把握总体的发展趋势，无论是研究人类社会还是疾病研究本身，都应把反常的范围缩得越来越小，把正常的范围扩得越来越宽，这样才可能给人类社会或群体中的个体带来全方位的解放，真正脱离痛苦之源。可现在的境况是医生和患者把主要的精力放在对局部指标或病灶的精雕细琢上，盯住局部不放松，忘却了整体，本末倒置的做法放大了局部病灶的危害，制造一个医源性的群体焦虑，贻害无穷。

第七节　人体生命的物理学原理

人是一个复杂的动物，其神秘性不亚于宇宙的神秘性，在人类历史的长河中，因人的成长，与宇宙一同似乎发生了翻天覆地的变化，但人类仍受制于宇宙规律的事实，其实并未发生根本性变化。自从人类出现以来，一直在进行着认识外界和认识自身的努力，尤其是为了更准确认识人类，我们先辈从整体入手，从而诞生了中医学和哲学。随着近300年来科学技术发展，逐渐开启了对人类的多维度研究，对人类自身的研究是人类的好奇心及内在神秘性的吸引力所引发。从业者包括医生、宗教家、艺术家、科学家等，这些研究丰富了对人类认识的学科内容。目前对人体的研究主要朝着两个方向进行，其一是向微观方面，以研究基因DNA为中心及其调控分子等，表面上一片繁荣之象，实则成果甚微。其二是从宏观方面，把人体作为一个整体，研究各系统组织器官之间整体的运行逻辑。在20世纪80年代前后，我国著名的科学家钱学森先生开始转向对人体的研究，在《论人体科学》中提到：人体科学是现代科学技术体系中的一个大部门，认为巨系统观点是研究人体科学的基本点，提出人体是一个开放性复杂巨系统。钱老在《纵论气功、中医与特异功能》一文中认为，人体功能和气功、中医三个东西是一致的，尽管现在还不被人所认识，被现代科学体系所纳入，但经过认识和研究，真正变成科学理论，其本身就可能打破现代科学体系，再前进一步，将引起一场科学革命。钱老虽然有生之年并未实现他期待的愿望，也曾因此受到部分人的诟病，但笔者的确被他的远见卓识所折服，作为一个从事物理导弹航空航天研究的泰斗，他并非是对中医、气功、人体功能有特殊的情感，而是凭他超常智慧和直觉告诉他，三者之间存在必然联系，能破解其神秘性，将开启人体科学革命性变革。钱老能认识这些内容已然是佼佼者，至于没有成功是受多方面的因素所限，实非钱老空论之过也。近代世界上著名的物理学家牛顿、薛定谔、爱因斯坦、普里戈金、哈肯都曾做过贡献和努力，还有近现代伟大生理学家哈维的血液循环理论等，他们的理论奠定了从整体认识人体生命宏观逻辑的物理学基础，在此表示深深的敬意。

一、能量原理

1. 能量原理概述

正如德国心理医生埃尔弗丽达·米勍·凯因茨博士在《什么是生命原理》一书中写道：每个秩序体系中都存在有层级，生命原理也有一个最高层级。它负责让每个原理各司其职，避免职能重复现象，它还监督所有原理，让它们顺畅合作,以促进宇宙或个体的进一步发展。这位最高"主管"就是能量原理,即所有的发展都产生能量,将会永存;所有的停滞都流失能量,将会覆灭。物理学家很早就发现,能量既不会消失也不会新生,能量只会转化。能量时而以物质,时而以生命、时而以思想、时而以直觉、时而以潜能的形式出现,但它始终是能量。在所有的能量转化的过程中有一部分能量转化成了热能。笔者之所以将气血能量系统放在全书的首位进行介绍与其是不谋而合的。把生命整体的研究放在核心地位应该从能量入手,而不是企图从微观的分子开始发现整体规律,事实上越微观离整体越远,离本质也越远,微观变化受到最高层级的原理制约也是最大的,离开最高原理边界的微观研究已经犯了方向性的错误,难以认识本质和获得根本上的重大认知突破。

2. 能量原理的启示

能量原理告诉我们,宇宙的诞生因能量而起,生命因能量而存在,也因能量流失而消亡。在思考和研究人类疾病和健康时,我们首先要考虑个体气血能量的盈亏状态;在疾病预防与治疗时,我们思考如何提高气血能量和免疫力;当我们熬更守夜过度贪图享乐和为获得某种荣誉夜以继日奋战时,应思考是否在过度透支和消耗能量,让气血能量在不知不觉中流失。能量原理还告诉我们,要维持健康状态,蓄积充盈的能量才是王道。充盈的能量是健康和免疫力强大的内在关键因素,它与我们所思所想、所言所行及所有生命活动都息息相关。

二、万有引力定律

1. 万有引力定律概述

任何两个物体之间都存在相互作用力,作用力的大小与两个物体质心之间的距离平方成反比,受力方向沿互相吸引的方向,此为万有引力定律。地球对物体的万有引力是物体受到重力的原因,因此苹果会落地。人体是地球上有生命的物体之一,当然会受到重力因素的影响。文中多次提到,心脏和大脑的位置,一下一上,一高一低,供应大脑的动脉是从心脏发出的主动脉上升后形成的主动脉弓分出三支独立的血管上行来完成,一部分前行后向下灌注远端的脏腑组织,也就是说血液在主动脉弓处开始向两个相反的方向行进。理论上讲,灌注大脑比其他脏腑难度更大,因为向下灌注受到重力的影响,会容易得多,向上运行要克服重力更多做功才能完成,会困难些。由于大脑功能的特殊性,优先保证大脑血液供应就显得至关重要。正是基于对这一问题的思考,压力机制提出,压力是圆满解释这一矛盾现象的物理原理,即压力通过克服重力实现在低位的心脏泵出的血液优先保障位于高位大脑的血液供给,笔者前文中多次讲到的气压是一种增加脑动脉灌注压的代偿机制,气压机制讲的是气体如何变成一种气体压力以增加脑灌注压的启动及运转原理。

2. 万有引力定律的启示

万有引力定律告诉我们,宇宙中的物体是相互联系的,打破了人们初期认为物体需要相互接触才产生联系的偏见。同理，人与自然、人与地球、人与宇宙也有密不可分的关联，人与地球产生联系表现为人要受地球重力吸引绝对影响的普遍规律。人的脏腑结构，尤其是心脏和大脑位置的高低之分，为克服重力作用满足大脑供能则产生了压力，压力与重力的相互作用及压力的调节成为影响心脏供应大脑和其他脏腑组织气血能量的重要影响因素，进而影响人类健康、亚健康、疾病与死亡现象，因此排到原理的第二位。

三、血流动力学原理

1. 血流动力学原理概述

从哈维搞清血液循环理论后，血液在封闭的循环系统中流动的力学原理也曾是研究的热点，它除了与一般的流体力学有很多相似之处，还有其自身的特点。血管是有弹性和可扩张的管道系统，血液是含有血细胞和胶体物质等多种成分的液体，血流量、血流速度、血液黏稠度、外周阻力等都会影响血液循环的畅通度，进而导致疾病的发生发展。笔者曾在文中提到：人体是一个精密的物理结构，人体与其他非生命机械运行的区别是人体是一个受思维意识控制和调节的精密物理结构。心脏的特殊结构和它独特生理特点与血管系统构建的类似机械的持续运行是人体生命得以维系的最关键和最根本基础物理结构，是生命最重要的标志。它既可以独立运行，类似永不歇息的钟表，也可以受到意识思维的控制和调节，给人以广泛适应和改造社会更广阔的空间和更多可能性。需要说明的是，人体气血能量遵循以畅通为主的原则，心脏和血管构成的循环系统既是气血能量正常运行泵系统,又是气血能量得以再生的关键系统,它的通畅是人体健康和疾病康复的重要保证。

2. 血流动力学原理的启示

笔者写作本书的第一灵感是基于对直立行走的人类大脑和心脏位置的高低关系以及如何优先保障大脑气血能量供给的深度思考,也就是对上文万有引力定律及重力的运用;第二灵感是基于对心脏和循环系统结构及功能的透彻理解;第三灵感是基于对大量身心疾病患者复杂症状群的好奇心,三者缺一不可。笔者把临床见到的复杂身心症状群用已有的医学和物理知识所构建逻辑体系进行了自洽,很好地解释了身心疾病复杂症状群背后隐藏的物理原理,明白了这些原理,才能真正做一个明明白白的医生。

四、热力学第一、第二定律

1. 热力学定律概述

能量守恒定律是自然界的基本定律之一,也称热力学第一定律。一般表述为:能量既不会凭空产生,也不会凭空消失,它只会从一种形式转化为另一种形式,或者从一个物体转移到另一个物体,而总的能量不变。个体因获得能量而生,能量散失而亡,散失的能量回归宇宙,从整个宇宙而言,遵循能量守恒定律。人体则恰恰相反,人体是一个开放的复杂巨系统,为了生存和延续后代,他在消耗能量的同时又通过食物摄入(胃肠)、氧气吸入(肺)、信息的接收(大脑)三个途径与外界进行物质、能量、信息的交换。就个体而言,通过与外界交换获得能量与消耗的能量之间能量并不守恒，它遵循热力学第二定律，也叫熵增定律，指孤立系统的熵不自动减少，熵在可逆过程中不变，在不可逆过程中增加。可见热力学第二定律强调与时间相关的不可逆性，从个体生命的时间跨度和生命规律来看，气血能量遵循先逐渐充盈到平台期，再到逐渐处于下降的态势，熵逐渐增加，遵循热力学第二定律，表现为人体稳态趋势下降，失稳趋势增加。为了摆脱死亡，生命体不断地从环境中吸取"负熵"以避免熵的持续增长，生命体能有效地利用能量就意味着拥有强大的发展潜力。如何合理消耗和再生气血能量，抵抗熵增速度，使气血能量尽可能处于持续充盈状态和机体处于有序状态（稳态）是保健养生的关键，与外界三大交换途径的协同高效应用也是防病治病的重要探索方向。

2. 热力学定律的启示

热力学第一定律告诉我们，宇宙遵循能量守恒定律。热力学第二定律告诉我们，人类生命遵循熵增原理。就生命整体规律而言，气血能量增长达到平台期后开始呈减少趋势，熵增表示人体身心的紊乱度和失稳态增加，失稳态加速熵增和能量的衰减。养生和医疗的目的无非就是暂时控制和逆转熵增和能量衰减的速度，提高生命质量，延续生命时长，但不可能从根本逆转熵增和能量衰减的规律，即人不可能长生不老。

五、因果定律

1. 因果定律概述

因果定律又叫苏格拉底因果定律，或称因果法则，是一种存在于人类社会朴素而久远的定律。因果定律认为，每一个特定的结果都有一个原因或多个原因。换句话说，当你看见任何现象的时候，你不用觉得不能理解或好奇，因为任何事情的发生都必有其原因，事物如今的结果全是过去的原因导致，在物质和精神层面皆是如此。我们的所思所想和所作所为都有其后果。我们所经历的一切并非平白无故发生，而是皆有缘由。因果定律是广泛存在于宇宙的重要原理之一，同样适用人类社会现象和人体疾病的认识，只是在不同学科领域研究的侧重有所不同。

乍一看，因果律与佛教中的因果报应极为相似，会被扣上宗教的帽子，让人不敢深究。然而疾病作为人类个体必然经历的一个阶段或一个果，我们对其因的深入探究不正是人类克服疾病这个果的毕生追求吗？疾病的出现是一个表象，是一个果，它背后的因是复杂的，只是很多人被表象所吸引不愿作深入思考和研究罢了，毕竟那样会让我们改变过去一贯的习惯、否定过去的自己、做深刻而重大的改变，这对绝大多数人来说是一个痛苦的选择和过程。这也解释了为什么某些慢性病经久难愈，因为人们不愿改变既定的生活习惯，或者改变会带来短时间的痛苦，本质上是不愿意接受改变带来的痛苦就必然接受疾病经久不愈这个果带来的另外痛苦。如果真有上帝存在，他会认为，表面上看起来无所不能的人类其实是很愚蠢的，因为人们不思考、不改变产生果背后的因，只在果上过度下功夫，只会造成更多的恶性之因，再次陷入因果的恶性循环。在笔者的文中引入因果定律不是别出心裁、标新立异的贸然之举，它本身就是人类疾病发生发展过程中普遍存在的定律。医学中运用因果原理主要是解释疾病的发生发展规律，笔者在前面多次提到的健康态的良性循环和疾病态的恶性循环就是对因果定律的医学表述。因与果在疾病显现出多种表现形式，经久不愈的本质就是互为因果，想要治愈疾病，必然从去除因果链条入手。前文中讲到的气压机制启动带来的代偿性气压增加引起身心症状的互为因果的恶性循环就很好地解释了为什么身心疾病经久难愈或易复发的道理。对待慢性疾病或难治之症需要通过多维度、多举措来阻断疾病的恶性循环链才能获得良好稳定的治疗效果。因此运用因果定律认识健康、亚健康与疾病至关重要，对指导养生健康、疾病预防、疾病的诊断与治疗有重大价值。

2. 因果定律启示

因果定律简单地告诉我们，因果循环，如环无端，了无休日。那些经久难愈的慢性疾病，如精神心理问题、癌症等，均是陷入了因果的恶性循环。生活习惯、思维方式等可能是导致今天恶果之因，只是这种显而易见的因被习惯的力量所吞噬而不为人们深思罢了。因果原理在临床上被医护人员忽视，表现在对理化检查结果异常与疾病症状之间因果联系或逻辑关联缺乏深度思考，相信眼见为实而忽视患者主观症状，或牵强附会，导致治非所疾、药非所病，疗效甚差。

六、耗散结构理论

1. 耗散结构理论概述

俄裔科学家普里戈金创造的耗散结构理论能解释多种自然和社会现象,从而获得诺贝尔化学奖。耗散结构理论以开放系统为研究对象,着重阐明开放系统如何从无序走向有序的过程。它指出一个远离平衡态的开放系统通过不断地与外界交换物质和能量,在外界条件变化达到一定阈值时,可以通过内部的作用产生自组织现象,使系统从原来的无序状态自发地转变为时空上和功能上的宏观有序状态。这种非平衡态下的新的有序结构称为耗散结构。根据普里戈金的观点,人和社会组织本身就是一个耗散结构,因此用耗散结构理论同样可以解释生命活动现象,推动医学的发展。该理论认为人本是一个开放性的远离平衡的系统,它需要保持动态平衡才能存在,平衡就意味着生命的终止。生命不仅表现为终究要死亡,要从有序走向无序,而且在于它要努力避免很快地衰退为惰性的平衡。从某种意义说,人体时刻都处于"有序—无序—有序"的转化过程中。机体相对稳定的有序是通过自身调控机制实现的,一旦致病因素造成调控机制紊乱,机体与外界进行物质、能量、信息交换发生障碍,系统内熵增加,有序性遭到破坏,积累到一定阈值,就会从有序变为无序,这就是病态。疾病的医治实际上是通过强化输入负熵流防止输入正熵,并促使机体远离平衡以达到系统熵增为负或正熵不大的低熵有序状态,从而消除疾病转为健康。耗散结构理论试图认识自组织机制和规律,即有序和无序相互转化的机制和条件。医学的首要任务是认识健康和疾病的转化和条件问题。因此，二者是一致的，前者对后者必有启迪和借鉴作用。在认识人体生理（有序）与病理（无序）的互相转化中，尤其病理状态（无序）向生理状态（有序）复归的量变到质变过程，对指导利用外界输入途径、合理施治及持续时间长短均有重要的指导意义，值得同行借鉴发展。

2. 耗散结构理论启示

耗散结构理论用非平衡与平衡、有序与无序之间的转化和条件从人本身和人与环境的关系帮助我们建立一个认识健康与非健康更广泛的系统认知理论，人体从无序（病态）走向有序（健康）需要的条件既受到环境外因的影响，更受到人体自身结构功能完整有序的影响。笔者的理论研究的重点就是针对人体自身结构功能完整有序和失调无序的机制的探讨，两个各有侧重又相互补充，充分发挥两套理论各自的优势，将更系统、更全面、更科学、更直观地认识疾病与健康，将对指导养生保健和疾病防治起到非常重要的作用。

七、气压理论

1. 气压理论概述

笔者前文多次提到的气压机制和气压是人体调节气血能量分布重要代偿机制，普遍存在和发生于人类个体，之所以把它称为原理，正因为它普遍存在的特点并经临床反复验证，笔者并非是利用一种科学手段发明了新的什么，只是利用医学知识、物理学常识、细微观察和深入地思考，碰巧发现这种机

第一章 人体工作原理

制,就如伟大的物理学家牛顿在苹果树下休息,不经意间发现万有引力定律一样。

当人类个体长期处于慢性应激状态,如有所欲不遂、工作业绩压力大、环境的不安全感、人际关系紧张、婚姻危机、亲人离世、社会自然危机等,机体优先保证大脑气血能量优先供应的机制将由神经内分泌机制切换为气压机制来进行代偿。在慢性应激状态,人体首先发生呼吸方式的改变,通过吸多呼少的呼吸方式(部分屏气)来逐渐增加肺内压力。随着肺内压力的增加,鼻黏膜逐渐充血,鼻息不畅,呼气阻力增加,欲从肺内呼出的气体经鼻呼出受阻导致部分气体经会厌逆流入胃和肠,逐渐导致胃肠气压增加。肺内和胃肠气压的增加必将影响人体组织器官静脉回流和动脉灌注,进而破坏气血能量的运行、分配、消耗与再生原有的平衡态(有序、健康),造成一系列身心紊乱的症状和体征(无序、病态)。气压原理代偿只是发生在人体慢性应激的某个阶段,初期多由外因诱发,后期由人体内因主导,其既可持续发挥作用,也可间断发挥作用,皆由所处环境和身心状态决定。

气压机制作为桥梁完美地把人体宏观生命运行逻辑与诸多的疾病现象进行了良好的自洽,同时把心理与躯体、身心与疾病、局部与整体、宏观与微观、人类与社会、疾病与健康进行了自洽,尤其对健康与疾病的中间态——亚健康症状背后的机理进行了良好的自洽。与耗散结构理论不同的是,气压理论是一个宏观认识论,强调人体与外界关系的重要性,但对人体内在机制未涉及。气压理论重在强调外因如何通过人体内在机制发生作用,侧重阐释有序变为无序的内在机制,对指导人体从无序变为有序提供内在治疗和整体治疗的新靶点有重要意义，两者具有互补性。

2. 气压理论启示

气压理论告诉我们，如何避免慢性应激源长时间刺激是防止机体启动气压代偿机制的关键，良好的睡眠是气压释放的最有效的方式，乐观的生活态度和适量的运动也是释放气压较好的方法。生命长河中，个体如何把握愿望与现实、能量与欲望、压力启动与释放的平衡是我们养生保健主动作用的重要靶点。气压代偿一旦启动，就会在生命个体后续生命活动中间断发生或频繁发生，其发生的频率和持续时间的长短对人体健康的影响迥然不同。频繁、持续发生气压的代偿会导致身心复杂症状相互影响的恶性循环，加速气血能量的衰竭。

以上是笔者对生命体遵循的维度比较高的重要原理的归纳，人体在微观层面，会有众多的物理学原理参与其中，但它们都受制于上述高维度定律的统摄或支配，故微观原理不在本书讨论之中。在高维度原理之中，如果要依其发挥统领作用的重要程度来排个顺序的话，依次为能量原理、万有引力定律、故血流动力学原理、热力学第二定律、因果原理、气压原理。其中热力学定律为能量原理次级原理。耗散结构理论严格说来并非原理，它是一种认识论，能够帮助我们对人体的研究从人体本身延伸到与外环境关系更高的系统上，去认识和治疗疾病。万有引力定律是气压机制作为优先保证大脑气血能量供应的重要代偿机制的基础，气压机制持续发挥作用又是引起人体功能紊乱的原因，许多功能失调症状均与气压参与的物理功能紊乱有关，正好解释了看不见"病灶"的心理精神类疾病的众多症状发生的根源。之所以这样排序，如同把气血能量放在本书第一章的重要位置一样，生命得以形成，第一就是能量的碰撞与聚合的结果，因此是第一位；生命物理结构的形成与位置关系需遵循万有引力定律，能量流动与分配必然受到重力的影响，人体不同结构的特殊性在不同身心状态中导致了能量流动与分配的逆重力平衡的破坏，气压机制得以启动，发生代偿以优先保证大脑能量供应，故万有引力定律放在第二位；生命的延续是能量在物理结构中流动的结果，故血流动力学原理放在第三位；人类生命体能量总体遵循热力学第二定律，即熵增的的不可逆过程，注定了生命时长的有限性，放在第四位；能量的消耗与再生的诸多过程，离不开因果原理，因果原理使能量要么呈现出因充盈而健康的良性循环态，要么使能量呈现出因虚弱而生病的恶性循环态，医学的良性循环、恶性循环、条件反射等其实就是因果原理的另一表达，因此放在第五位；气压原理阐释的是人体从有序变为无序的内在机制，放在最后。微观原理与宏观原理发挥作用的条件各不相同，宏观原理的探究有助于对生命现象整体的理解，能起到执简御繁的作用，可以从新开辟更高维度的诊断和治疗手段，更容易从源头或根本上解决问题，发挥治本的作用，从而节省医疗费用，造福广大人类；对微观原理的探索，可以开拓广泛的诊断技术和治疗靶点，开辟新的领域，但这是从低维度解决问题，会花费人类更多的人力、物力和财力，是治标，治病不容易断根。对微观的过度执着会忘却整体，出现一叶障目，甚至犯研究方向性的错误，唯有在宏观指导下的微观研究，在哲学指导下的科学研究，方可不离根本，标本兼顾，才能广泛地造福人类。

第二章 健康与疾病

前一章总体上讲述了人体各个系统的功能及工作原理,为本章的内容奠定了基础。对健康与疾病的理解是人体对自身认知过程的重要内容,笔者认为,人生活在这个星球上,除了有各种需求得到满足的诉求,在满足需求的过程中不可避免地需要认识我们生活的环境,包括自然和社会环境,同时不断的认识自身、认识人、认识人性,还有对人类深层次的思考,我们从何而来?要做什么?又要到何处去?科学技术飞速发展,无疑为人类认识外部环境提供了有力的技术手段,获得了丰硕的成果,然而对人类自身的认识仍在黑夜中摸索前行,尤其是关于大脑功能的认知。正如古希腊著名哲学家泰勒斯说的那样:人最难做到的就是认识自己。尼采也说过:聪明的人只要能认识自己,便什么也不会失去。泰勒斯离开我们已经2600多年,至今我仍然很相信他那句话蕴含的伟大预判还在继续上演。对于疾病与健康的认识,同样是我们对自身认知的重要组成部分,将对我们的身心健康带来重要影响。

在当今社会,医务从业者似乎很容易为前来就诊的患者做出有病的诊断,我们的患者就像羔羊似的乖乖地承认自己有病，当面临的很多疾病，医务人员没有能力为患者医治时，也不为患者提供清晰明了的解释和关爱，最后患者就沦为在各大医院、江湖游医等到处求医问药的"叫花子"。当然在这个过程中，我们的一部分患者可能获得部分认知而成长，可在笔者看来，为此付出的代价太大，这也成为笔者萌生写点东西的动力之一。

第一节 健 康

在当今社会，对健康的正确理解至关重要。在常人的内心世界中，人的一生中要么处于健康状态，要么处于疾病状态，由于对疾病的恐惧和焦虑，常常大半生的时间都背负着疾病的包袱前行。那样既降低了生活质量，又缩短了生命旅程，对个人、家庭和社会来说百害而无一利。显然，如何理解健康并把人体的健康状态在人生中的时间占比延长，缩短疾病在人生中的时间占比，其意义是不言而喻的。

一、健康的内涵

1. 健康的定义

传统观念认为不生病就是健康。在《辞海》中健康的概念是：人体各器官系统发育良好、功能正常、体质健壮、精力充沛并具有良好劳动效能的状态。《简明不列颠百科全书》1987年中文版的定义是：健康，使个体能长时期地适应环境的身体、情绪、精神及社交方面的能力。

1946年,《世界卫生组织宪章》的"前言"对健康提出的定义是:健康不仅是没有疾病或衰弱现象,更是躯体上、精神上和社会适应上的一种完好状态。可见健康至少包括健壮的体魄、健全的心理精神状态和良好的社会适应状态。躯体上的完好状态指躯体结构、功能和代谢正常,采用当今的科技手段未发现任何异常现象。精神上的完好状态指人的精神、心理、学习、记忆及思维等处于正常状态,表现为精神饱满、乐观向上、愉快地从事工作和学习,能应对紧急的事件,处理复杂的问题。社会适应上的完好状态指人的行为与社会道德规范相吻合,能保持良好的人际关系,能在社会中承担合适的角色。

世界卫生组织关于健康概念的论述似乎是当今最为权威和全面的,但也能看出它包含了对健康个体太过苛求的成分。笔者认为,如果把世界卫生组织关于健康的标准作为每个人追求的目标来看,当然无可厚非。如果用这个标准来判断当今社会上的男、女、老、少,可能整个社会上绝大多数人都处于不健康的状态。依这样的标准,婴幼儿、成年人、老年人群体中因为认知不足导致的社会适应不良或就业困难者难道都是不健康或有病的群体了?因此,关于健康的概念的认知应该个体化、动态化,否则难以说是科学的。

2. 健康的内涵

健康的本质就是和谐,是人与自然的和谐,人与社会的和谐,形与神的和谐,脏腑气血阴阳的和谐,这就是健康。健康还包括接纳,接纳自己和别人不健康或有病。作为个体的健康,我们不片面追求没有疾病或没有衰弱现象的健康,而是躯体上、精神上和社会适应上的一种完好状态。不管个体处于哪个年龄段,躯体是否健全,只要能适应自然、社会环境,形神、气机、脏腑气血阴阳处于和谐状态,就是健康态。不要轻易给自己或别人贴上"有病"或被别人贴上"有病"的标签,我们要学会客观、冷静和辩证地对待"标签",拒绝标签如同拒绝魔咒一样,否则我们就会永无穷尽地遭受标签效应带来的对身心健康的影响。

二、认知与健康

认知的内容本属于神经系统,尤其是中枢神经的主要生理功能,放到这里讲主要是因为人体的认知过程及结果对人类健康的生命历程有至关重要,甚至是具有决定性的影响。高层次的认知能延长健康态时间的占比,缩短疾病态时间占比,即使患病,也更易康复,因此认知与疾病和健康有密切的联系。

1. 认知的形成

认知的形成不是一蹴而就的,它是人体通过感觉、知觉、记忆、思维、意识想象、语言、学习与分析、总结归纳等过程逐渐形成的一种对各种形式知识的总称。认知的过程包括感觉、知觉、记忆、思维、想象、语言。认知也可以称为认识,是人认识外界事物的过程,或者说是对作用于人感觉器官的外界事物进行信息加工并获得某种意向结论的过程。认知是指通过心理活动(如形成概念、知觉、判断或想象等)获取知识。习惯上将认知与情感、意志相对应。认知是个体认识客观世界的信息加工活动。感觉、知觉、记忆、想象、思维等认知活动按照一定的关系组成一定的功能系统,从而实现对个体认识活动的调节作用。

（1）感觉

感觉是脑对直接作用于感觉器官的客观事物的个别属性的反映。感觉是最初级的认识过程，是一种最简单的心理现象，包括视觉、听觉、嗅觉、味觉、触觉等，是认识的起点，它只能反映事物表面的个别的特性，是最简单、最低级的反映形式。

感觉的双重功能：生存和耽于声色。感觉有助于生存，例如对危险声音的警示、对危难的迅速躲避和对适宜感觉的趋向等。感觉同时会使你耽于声色。耽于声色是指追求对感觉的一种满足感，它是对视、听、触、味、嗅等感觉的快乐追求。

人类对外部世界的经验一定是相对准确和错误较少的，否则，人类将无法生存。我们需要食物维持生命，需要房屋保护自己，需要与他人交往以满足社会需要，还需要能意识到危险以躲避伤害。为了满足这些需要，必须从现实中获得可靠信息。所有物种都发展出多种获得信息的特殊机制，人类的感觉机制使得我们能够加工广泛而复杂感觉输入。

（2）知觉

知觉是一系列组织和解释外界客体和事物产生的感觉信息的加工过程。这些加工的过程提供额外的解释，成功地为你在环境中导航。知觉有整体性、恒常性、意义性和选择性的特征。对同一事物的各种感觉的结合，就形成了对这一物体的整体认识，也就是形成了对这一物体的知觉。知觉是各种感觉的结合，它来自感觉，但已不同于感觉。

知觉是理解环境中客体和事件的总的过程——感觉它们、

理解它们、识别和标记它们，以及准备对它们做出反应。知觉是把物理能量转换成大脑能够识别的神经编码的过程。比如知觉提供了视野内的基本事实。

(3) 记忆

记忆是人类将自己思维之信息内容储备与使用的过程。它代表一个人对过去活动、感受、经验的印象积累。人的记忆包含两个必需的过程。第一步是"记"的过程，也就是将内心集结的信息资料，以某种格式保存在记忆的仓库里；第二步是"忆"的过程，也就是在自我内心进行回忆来重温过去的感觉，或者是将信息内容装载到感觉信号中，经由自己的躯体之器官来表达。记忆是人类学习、工作和生活的基本机能，把抽象无序转变成形象有序的过程是记忆的关键，是认知形成的重要一环。

(4) 思维

思维最初是人借助于语言对客观事物的概括和间接的反应过程。思维以知觉为基础，又超越知觉的界限。通常意义的思维涉及所有的认知或智力活动。它探索与发现事物的内部本质联系和规律性，是认识过程的高级阶段。思维对事物的间接反映，是指它通过其他媒介作用认识客观事物，及借助于已有的知识和经验、已知的条件推测未知的事物。思维的概括性表现在它对一类事物非本质属性的摒弃和对共同本质特征的反映。

按照信息论的观点，思维是对新输入信息与脑内储存知识经验进行一系列复杂的心智操作过程。它包括分析与综合，比较与分类，抽象和概括。思维是人类所具有的高级认识活动，包括逻辑思维、形象思维、直觉思维和顿悟思维等。

(5)想象

想象是一种特殊的思维形式,是人在大脑里对已储存的表象进行加工改造形成新形象的心理过程。它是一种特殊的思维方式。想象与思维有着密切的联系,都属于高级认知过程,它们都产生于问题的情景,由个体的需要所推动,它能突破时间和空间的束缚,能起到对机体调节作用,还能起到预见未来的作用。

(6)语言

语言就广义而言,是采用一套具有共同处理规则来进行表达的沟通指令,指令会以视觉、声音或者触觉方式来传递。所有的人都是通过学习而获得语言能力,语言的目的是交流观念、意见、思想等。

语言是思维工具和交际工具,它同思维有着密切的联系,是思维的载体和物质外壳以及表现形式。因此,语言是人类对感觉、知觉、记忆、思维、想象等心理现象进行表达的工具,它无疑对人类的认知过程和动机具有重要的媒介作用。

(7)动机

动机是对所有引起、支配和维持生理和心理活动的过程的概括,是促使人从事某种活动的念头。动机是由特定需要引起,欲满足各种需要的特殊心理状态和意愿。动机与认知的关系如何?认知为需求服务,需求产生动机,动机实施过程中再认知、再需求。认知可以是处于某种不成熟的阶段,动机是在认知的某个阶段产生的目的需求。在人的一生中,认知和动机是动态变化的,只有当某一天,认知达到至知并达到追求真善美的动机时,则趋于成熟稳定。

(8) 人格

人格是指个体对人、对事、对己等方面的社会适应中行为上内部倾向性和心理特征。人格表现为能力、气质、性格、动机、理想和价值观等方面的整合,是具有一致性和连续性的自我,是个体在社会化过程中形成的独特身心组织。其基本特征是整体性、稳定性、独特性和社会性。

(9) 认知与人性、动机、人格的联系与区别

认知与人性、动机、人格到底是一种什么关系? 笔者认为作为万物之灵的人,人性表示人的需求有多样性和无止性,由需求则产生想得到的动机,由动机到劳动所得的过程中获得认知的积累,动机结合环境产生具有一致性和连续性的独特身心组织即人格,此处身心组织是指思维和行为方式。人格是人性动机的表达方式,认知是心理活动过程,人格是智慧体现。人格呈现出的言行及生活方式又与人体的健康状态息息相关。

2. 认知与健康

此处讲认知,是指群体的认知,包括从事医疗保健行业的从业人员和非从业人员的认知。如果只是一小部分人认知提高了,社会人群的受益面很小。这样来讲,就是一个大命题了。有人可能会疑惑,过去,地球从来没有像今天这样正显示出一个有机的整体性,有人称为地球村,各种微观现象观察的结果和科技成果的飞速传递,人们似乎很容易获得知识,似乎认知也在不断提高。但人们并没有减少恐惧与焦虑:我们生存的环境中不断地有未知的微生物、病毒、有害气体、放射性物质给我们的健康带来危害;我们今天面临疾病威胁的种类没有从根本上减少,科学技术的发展似乎没有为大众带来更多的益处;

我们的住院大楼越修越高、检查设备也越来越高端精细,可依旧没有改变病人越来越多、看病越来越贵、医疗基金日益枯竭、能彻底治愈的病种越来越少、医患矛盾更趋明显的事实。孰之过也?

医学的目的是预防疾病和防止损伤,促进和维持健康;解除由疾病引起的疼痛和痛苦;治疗和照料病人以及那些无法治愈者;避免早死,追求安详死亡。可现在,我们医学的目的主要集中在第二点,救急以解除疾病引起的疼痛和痛苦。出现这样的趋势有现实的环境基础,一方面,人们整体处于一种轻预防保健、重治疗的认知状态,生病了就想以最快的速度恢复,寻求设备和技术最好的医疗机构;另一方面,医疗机构以追求速度和效益来为患者治病,鼓吹科学无所不能,助长常人迷信科学的错误认知,同时医院和医务人员都能获得丰厚的经济回报,由于人性的趋利,谁又会去做那些预防疾病的上游工作呢?

现代医学已经习惯于治病的模式,往往只见疾病,不见病人,更看不见患者气机紊乱和气血能量亏虚的状态,即使有所了解,也找不出更好的办法来恢复患者的气血能量。用中医的话来讲,西医重视治病攻邪,往往忽视了固本,经常出现手术很成功、化疗很成功,但患者仍面临生命质量没有提高、生命没有延长的事实,那我们所谓的治病成功的意义何在?还有现代医学技术的掌握者常常身不由己地陷入对患者的一种趾高气扬的姿态,打着科学的旗号,缺少人文关怀,给患者一个很狭隘的自以为是的医学建议,正如美国有一句名言说的那样:对于只有一把锤子的人来说,世界看起来就像一颗钉子。一个生病的人真正仅仅能够完全靠科学获得治愈吗？由于医生群体是知识分子相对集中的群体，提高我们自身的认知，同时肩负众生健康责任，让更多的人对治病的焦点进行转向，转到对生命的整体认识，转到我们的宣教、预防至上与爱心等上来，只有身心并治、防治结合才可能给那些孤独的生命以温暖的慰藉，同时配合药物施治，将会起到事半功倍的疗效。

中国科协主席韩启德院士说："医学的对象是人，要让医学有温度；医学就是人学。"又说："回答死亡的叩问，关键还是要理解生命的含义，现在的过度医疗，也与对死亡的恐惧有关；对死亡的恐惧还造成临终阶段的过度抢救。人作为一个物种，活着的生物学意义也在于基因的传承；我们来到这个世界上，活一辈子，除了生物学因素的传承以外，最重要的一点，就是把人类创造的知识与精神财富通过自己传承下去。"我想说，这是当代一位现代医学大家，他已经跳出了对所谓"科学"的执念，终于从疾病又回到了对人的认识上。回到对人的认识就离不于对人体生命维系的原理以及生命所处的环境进行探讨。

广西中医药大学刘力红教授，曾因写《思考中医》而激起中医界对中医深度思考和研习的热情，现致力于中医的传承。10多年前，他曾在一次演讲中说：医学只能解决很小一部分的健康问题，大约只占10%。对于这句话的准确性笔者无从考证，但作为习医者能看到自身行业的不足，就已经站到了一定高度。

还有一位著名的"中国消化第一人"樊代明院士在"为何我力挺中医"的采访中谈论科学与医学的关系时说：科学

的发展，尤其是向微观领域的深入，对医学技术发展有帮助。但是微观的探索与深入，只有和宏观、整体相联系，对医学的发展、对生命健康才真正有意义。生命是一个典型的复杂体系，只有在一定层次上才会出现。生命的特征不是各部分、各层次的简单相加，整体性也不能简单还原。生命是以整体结构的存在而存在，更以整体功能的密切配合而存在，这就是医学与科学的区别。把一个生命系统分成各个部分，不过是一个死物，或是一个失去了生命的物体。难怪樊院士经常呼吁对中晚期胃癌患者要"刀下留人"。

医学从古至今都是人类追求生命之道与维护健康之术的结合，但今天我们似乎正在偏离生命之道的航向，打着科学的旗号执着地追求术的精尖，似乎无形之中在告诉世人：你们无须做健康维护，你们尽管在气血能量充足时毫无节制地挥霍和透支，你们将来的一切问题，有科学为你们护航。可事实上，科技激发更大的欲望，欲望又无情地消耗我们的气血能量，最后，当生命经过一系列冰冷仪器检查和化学药物治疗后仍无能为力地撒手人寰时，两手一摊，我们已经尽力了，难道这就是我们应该做的吗？虽然，今天不乏超级医院，规模宏大，资源丰富，经济实力雄厚，医护待遇丰厚，但是我们是否反思过，这么多的患者医生的工作何时才是尽头。表面上我们自我感觉良好，我们掌握了精湛的技术，衣食无忧，受人尊敬；实际上我们天天沉浸于繁重的医疗工作，不也正是在透支我们医务工作者的气血能量吗？当我们生病或倒下了，也沦落到与广大患者毫无区别的境况。作为人类的一部分，在业已形成的恶性循环中，某个人很难独善其身。曾有报道称，医务工作者的平均

第二章 健康与疾病

寿命低于社会平均年龄,这难道不值得同行深思吗?

鉴于人们对死亡的恐惧,人们常常在身体感觉不适时,就怀疑自己有病,当从业者不能做出合理的解释与诊疗时,患者总会陷入"我是病人,我想诊断明确并彻底治愈,我为什么会这样?"的焦虑状态,当现实中不能达到预期时,那些焦虑的人难免沦为各大医院的常客,又每每扫兴而归。疾病认知是个体对所患疾病的认识、评价和解释。躯体化障碍是临床常见的功能性疾病,患者存在不同种类和程度的躯体不适症状,反复就诊并要求医学检查与治疗,但各种阴性报告和医师的解释均不能消除他们对所患疾病的疑虑和不良认知,不良认知又加重患者的躯体症状,形成恶性循环。提高患者群体的认知水平已成为防治疾病亟待解决的问题。在此,我们呼吁,应摒弃对疾病危言耸听的解释,谨慎给人贴上"疾病"的标签,不知者,可以告知其另请高明;应强化这一观念,疾病与健康是人体必然经历的过程,是人体生命的某种状态,人可以与疾病共生,疾病调理得当可以逆转的;然后为患者及家属提供多种可供选择的治疗手段,让患者及家属参与决策,如此既可以提高大众的认知,又利于医患关系的改善。这要求医生们有奉献精神,同时卸下权威的虚假面具,与患者成为真正的朋友。医务工作者对疾病认知的提高对缓解患者的焦虑、指导其治疗显得尤其重要。

最后笔者还是要引用韩启德院士的讲话来结束这一节,他说:"我们现在的医疗出了问题,不是因为它的衰萎,而是因为它的昌盛;不是因为它没有作为,而是因为它不知何时为止。在宗教强盛,科学幼弱的时代,人们把魔法信为医学;在科学强盛、宗教衰弱的今天，人们把医学误当魔法。"韩院士的话语既高屋建瓴，又幽默诙谐，直指当今医疗问题的核心。

3. 医生是一个认知亟须提高的群体

因职业的特殊性，医生在某种程度上掌握着左右病人生死的大权，医生的一言一行，都可能会给患者带来良性的或恶性的身心影响。大夫、白衣天使、医生、doctor 等称谓，无不包含对医生这个职业赋予的崇高和神圣。如果医生带着一知半解，把自己的对科学的迷信和偏见拿来对患者发号施令，无异于欺骗、威胁和恐吓，将制造更多混乱和焦虑；如果医生带着创收的目的，可能会制造更多的疾病，患者则成为受害的羔羊；如果医生不深究生命整体原理，则会沦为头痛医头、脚痛医脚的庸医，仅限于对局部的过度治疗；如果医生不理解人性，就永远只会使用冰冷的仪器和语言对待有生命温度的人；如果医生的认知太窄，往往拿着仅有的"锤子"去解决所有问题……最可怕的是，即使我们理所当然地那么做了，还不自知其害，患者更是奉为圣旨，以讹传讹，贻害无穷。

不知何时，今天的医生变得不是努力治愈和减少疾病，而是埋着头，利用科学技术制造的放大镜和透视设备并带着一腔热血努力在患者的头发、血液、二便和基因、细胞器、细胞、组织、器官中搜索和寻找疾病，比如说寻找体内的肿瘤和转移肿瘤，然后用上射线、激光、毒药、手术刀等对其进行轮番清剿和轰炸，以期除恶务尽，结果带来的是敌我双亡的局面。如今某些医院变成设备的比武场，有的医生沦为机械操作的技术工，这就使患者变成了医疗机构的唐僧肉。先哲们曾告诫有关医德的至理名言和灵性光辉早就被抛之九霄云外。

医生是一个高知识群体，更要提高对人体原理和疾病的认知，唯有通过广泛的理论学习，临床经验总结，反复思考，多问为什么，不断重构自身的认知体系，在宏观原理的指导下，丰富技术层面的手段和技能，才能为患者提供真正有意义的帮助。为患者制定某种诊治措施时，既要考虑暂时疗效，又要考虑经济承受能力和长远的利弊。古代医学大家如张仲景、孙思邈等，对医德要求很高，既怀慈悲之心，又要医术精湛、药到病除。今天的医生面临前所未有的挑战，虽然局部技术手段层出不穷，但患者人群在增多，医疗难度在升高，医疗费用在升高，患者满意度在降低，犹如糖尿病患者的"三高一低"，难道不值得我们反思和改变吗？

医生群体要提高认知，必须接受多种认知体系的教育，当然现代医学基础必不可少，同时包括中医学、物理学、化学、科学通识、哲学、艺术、宗教等，对人、自然、社会、宇宙等认知的全面提高和深入，必将造福人类。医不自治，何以治人也？

现在社会上有一种现象，利用人们对死亡的恐惧，要么宣扬道听途说的歪理邪说，扮演着瞎子牵瞎子的角色；要么打着专家的旗号为某个药品广而告之；要么像某医院的有些专家无中生有或夸大疾病危害等以捞金；说到养生保健，说到中医预防等，到处是专家……如果一个社会，对物质不择手段的追求，最终将是道德的沦丧，到处都是患者，每个人都可能沦为别人的"患者"，可能是别人的羔羊，一个群体有病的集体，医难治也。

三、亚健康

1. 亚健康的内涵

（1）亚健康的概念

介于健康与疾病之间的一种生理功能低下状态被称为亚健康。世界卫生组织的一项调查表明，人群中真正健康者约占5%，患疾病者约占20%，而处于亚健康状态者约占75%。中老年人是亚健康的高危人群。不难理解，亚健康也是生命的某种状态，是一种生理规律，与人体的气血能量亏虚相关。《黄帝内经》说"人四十而阴气自半"，阴气自半指阴精亏虚一半，也就是气血能量亏虚到一半。亚健康是人体气血能量亏虚到一定程度时，气血能量供应出现供需矛盾，常表现为一系列身心紊乱的症状，而客观检查无明显异常的状态。

（2）亚健康的主要表现形式

亚健康的主要表现形式有三个，①躯体性亚健康态：表现为疲乏无力，精神不振，适应能力和工作效率低，免疫力差等。②心理性亚健康态：表现为焦虑、烦躁、易怒、注意力不集中、失眠多梦等。这些问题的持续存在可诱发心血管疾病及肿瘤等。③社会性亚健康态：表现为与社会成员的关系不和谐，心理距离变大，产生被社会抛弃和不可避免的孤独感。以上表现持续一段时间，经医院检查排除疾病后可诊断为亚健康。

2. 亚健康在疾病预防上的意义

（1）亚健康是疾病预防的前沿

现代医学已经认识到亚健康态在疾病发生发展过程中的重

第二章　健康与疾病

要性，在发病机理上归为神经、内分泌失调。亚健康用气血能量理论从整体上解释其实不难理解，亚健康就是生命的某种状态，是一种生理规律，与人体的气血能量亏虚相关。当人体气血能量亏虚到一定程度时，由于气血能量供应出现供需矛盾，自身稳定性下降，常表现为一系列身心紊乱的症状，对自然和社会环境的适应能力降低，而客观检查无明显异常（体征及理化检查的异常）。对于患者产生的一系列症状，很多医务工作者不明其中的原因及机制，常常不予重视，或治疗效果不佳就不了了之，给患者被抛弃或被嘲笑的自卑感，这可能导致某些患者对医生产生偏见，增加医患之间的矛盾。

（2）亚健康可以逆转

由于气血能量亏虚到一定程度，可能诱发能量的供需矛盾，机体启动气玉机制以优先保证大脑的气血能量供给，加重了大脑与躯体能量供需矛盾，导致身、心不和谐，形与神分离不协调，进而出现气机的逆乱、气血能量运行受阻、消耗与再生平衡破坏，导致气血能量进一步亏虚的恶性循环链。具体机制在前面的内容有深入讨论，此处不再赘述。亚健康态的提出无疑将对疾病的预防和健康的恢复产生重要影响，医学应该发挥在亚健康状态的宣教和调理作用，把治病的战绩前移到预防疾病上，减少疾病的发生，让亚健康态逆转到健康态，是对祖先防重于治理念的回归，从而真正造福人类子孙后代。

在此强调，由于祖先在预防疾病方面有深刻的认识和行之有效的方法，我们大可好好挖掘和发挥中医药各种疗法，发挥其副作用小和文化土壤深厚的优势，为人类健康事业做出更多更大的贡献。

简单总结，从疾病的内因来讲，欲望与疾病总体上呈正相关，与健康呈负相关。欲望的无节制会过度透支我们的气血能量，使人早衰，提前进入亚健康态，再步入疾病态。健康与认知的关系表现为：认知与疾病呈负相关，与健康呈正相关，认知可以帮助个体根据自身气血能量的状态来调整欲望，常常发挥机体的自我修复机制来使身心和谐，使人体与环境达到统一。此处的认知不是一般的认知，更不是一知半解，要达到王阳明说的那样：知-至知-知行合一。要达到这样的境界，专注于某个局部知识点的学习是难以企及的，可能同时涉及一个人的天赋、教育、环境、经历和格局等。总之，能达到知行合一（极高认知）的人在生活中常常表现为集智慧和行动力一体的智者，也常常是不被一般人所理解的极少数人。

第二节　疾病与欲望

一、疾病

1. 人类对疾病的认识

人类对疾病的认识经历了从蒙昧到科学，从整体到微观的漫长过程。在生产力及科学水平十分低下的原始社会，人们认为疾病是鬼神作怪的结果。古印度医学认为疾病是气、胆、痰三种"元素"的失衡。古希腊医学家希波克拉底则认为疾病是由于来自心脏的血液、肝胆的黄胆汁、脾脏的黑胆汁和脑中的黏液四种"元素"的失衡所引起。中医学则认为疾病是阴阳五行失调的结果。他们在人类早期从整体上认识疾病，为人类的生存和繁衍做出了不可磨灭的贡献。

在科学技术高度发达的今天，通过大量的动物实验和人体观察与验证，人们对疾病有了更深入的了解和更科学的认识。现代认为疾病是在一定病因作用下，机体内稳态调节紊乱而导致的异常生命活动过程，并引发人体一系列功能、结构、空间、大小的变化，表现为症状、体征、思维和行为的异常。在疾病的过程中，躯体、精神在社会适应上的完好状态被破坏，机体进入内环境稳态失衡、与环境或社会不相适应的状态。

笔者更倾向于对疾病的概念做更宏观的表述。疾病是生命旅程的一部分或一个阶段，是个体必须经历的过程，这是自然规律，也是生命规律，没有长生不老的生命。就如人类历史的发展、文明的演进、朝代的更替以及我们生存于其中的宇宙星球变化一样，万事万物都要经历一个生、长、壮、老、已的轮回，从无例外，人也必然经历生、老、病、死的历程。值得一提的是，由于人天生对于死亡威胁的恐惧，过早背上了疾病和死亡的包袱，是当今人们患焦虑、抑郁的重要内因，情绪失调进而扰乱人体气孔畅通和气血能量的运行、合理分配、消耗与再生过程，加重了痛苦感受，降低了生命质量，缩短了生命时长。

试想，就连人们生存的宇宙也正如著名物理学家斯蒂芬·霍金说的那样，它也要经历一个生（大爆炸理论）、长（膨胀）、老（坍缩）、已（消亡）的过程。可惜的是，生命的历史和宇宙的时空尺度相比是微不足道的，我们是看不到它消亡的那一刻的，正如近期美国科学家发表的论文介绍说，宇宙至少还能"活"240亿年，比原先预计的要长得多，因此不必杞人忧天。但有一个不可否认的事实，随着宇宙生命的持续，它面临熵值不断增加的事实（熵在热力学概念中表示系统混乱度的量度，熵越大系统越混乱）。回到人体，人出生后，成长到一定年龄阶段，也会出现熵值不断增加的趋势，人体各系统功能的紊乱逐渐出现，由量变到质变并逐渐演变到疾病的发生。至于是什么时候发生疾病，目前科学没有具体的研究结论，推测这个阶段可能是气血能量亏虚到某个状态或外界致病因素到某个强度，又或者是二者的共同参与的某一阶段，是一个缓慢的量变到质变的过程。

2. 疾病的概念

给疾病下一个广义的定义，即疾病是生命过程的一个阶段，是个体生命必然经历的过程，它的出现预示我们人体的气血能量已经出现亏虚，熵值逐渐增加，机体功能活动紊乱、减退，可表现为一系列身、心失调的症状；进一步可导致机体内环境稳态的破坏，出现有形病灶（肉眼可见、理化检查可检测出）。狭义的疾病主要指广义概念的后半部分，疾病有形病灶的出现。疾病发生不是偶然的，它是内因（正气）与外因（邪气）以及人体内部气血能量（正气）与内生邪气（邪气）共同作用或相互对抗、此消彼长的结果，因此人与疾病可以并存、共生，尤其是那些对人健康危害较大的慢性非传染性疾病。此时生病的个体首先思考的应是如何从过度的欲望中或过劳的生活中解放出来，调整身、心状态，通过人体的自我调节机制补充气血能量，进而用我们的气血能量形成的免疫力来与疾病作斗争，达到祛除疾病和康复身体的目的；其次是理性选择治病手段，过度地焦虑、恐惧、奔波于各大医疗机构并不利于疾病的康复。

3. 疾病治疗思考

对疾病的不同认知决定了对待疾病治疗策略的差异，对于疾病治疗主要有以下几种观点。

新时代唯心的观点：疾病是一门功课。你为自己制造了这种疾病，所以你需要学习重要的功课，以达到精神上的成长和演化。疾病是唯心所造，因此疾病也可以单靠心来治疗。

西方医学观点：疾病是由生物物理上的因素造成生物物理上的失序，大部分疾病不需要心理和精神上的治疗，因为这样的另类疗法通常无效，而且可能延误正当的治疗。

心理学观点：以流行心理学的观点来看，压抑的情绪会形成疾病，最极端的例子是"疾病就是想死的愿望"。

佛家的观点：疾病是这个世界不可避免的现象之一，询问为什么得病，就像问为什么有空气一样。生、老、病、死是这个世界的标记，这一切的现象都显示了无常、苦与我，只有解脱和涅槃才能彻底转化疾病。

科学的观点：无论什么疾病，都有它的原因，其中一些是被决定的，其他的都只是意外。无论怎样，疾病是没有任何意义的，得病只是概率和必然现象。

整体论观点：疾病是肉体、情绪、心智和灵性的产物，每一个环节都息息相关、不可忽视。治疗必须涉及所有层面。

通过上述各具代表性观点不难看出，现代医学对疾病的认知是相当狭隘的，把活生生的人当作一台机器，完全忽略了人思想情绪和精神等因素，实质就是对人这个整体的狭隘认知。

这种对人的狭隘认知导致当今社会的大多数医生只治病，不救人。笔者认为，除了医学之外的其他观点均能从不同维度认识到疾病的本质，比医学认识得更深刻。在疾病治疗层面，笔者更认可整体治疗观的观点，即治疗必须涉及身、心的所有层面。

二、欲望

我在此处引入"欲望"一词，是想从疾病的内因——人性着手，分析它给我们身体带来的利与弊，以及对人类身心健康带来的潜在影响。欲望一直伴随人类的存在，如影随形，为深刻理解人类这一重要的身心需求动机对人体的影响，须借鉴佛学、哲学、心理学、中医学，从多学科、多维度来理解它。认识欲望就是了解人性，了解人性可以知道人类为何存在无穷的创造力、贪婪性，为何趋利避害，为何容易沉溺于享乐，为何产生出那么多苦难和病痛。

1. 认识欲望

（1）佛学对欲望的认识

欲望，通常指驱使人向往、追求某种东西的内在动力，与佛学所说心所法中"于所乐境希望为性"、能发起精勤作用的"欲"含义相近，即对于所喜欢的东西希望得到、欢喜追求、想要有所作为的一种驱动力或心理功能，叫作欲。大乘唯识学把欲归于五别境心所法之首，认为它是十分重要的基本心理功能。人类作为社会性生物，具有"食""色""名""利"四大欲望，加上耗去人类三分之一生命的"睡眠欲"，即是佛教认识到的世俗人生的五种基本欲望：财、色、名、食、睡，系人类身心的五个感官方面（眼、耳、鼻、舌、身）染著色、声、香、味、触五境而生起五种情欲，人在世上都会有这五种欲望。世俗人生的五欲之乐，是暂时的、相对的，得到不易、享受短暂、失去即苦。这种暂时、无常、变易不居、暂有还无的乐，争取时是千辛万苦（"谋生"两字道尽），失却时又是痛苦万分、烦恼无尽，确实是苦乐交杂的相对快乐。经曰"当知众生种种苦生，彼一切皆以欲为本"，佛教不简单否定世俗的欲望，但通过如实的认识、智慧的透视，发现人类的五欲之乐虽然也是快乐，但不圆满，苦乐交杂，暂有还无，并不是真正的快乐。世俗之人虽有追求种种快乐的欲望，但因不明宇宙人生的真相，暗于真理，事实上得不到真正的快乐。人生这种短暂相对的快乐，不仅与怨憎会、爱别离、求不得等痛苦共具，更面对着老、病、死巨大痛苦的必然前路。而人生的种种不如意及老病死的巨大痛苦，与人生对五欲之乐的执着追求有着相依相存、密不可分的关系。人类因为沉迷于这种暂有还无的乐而逐物沉迷、汩没己灵，不得从生老病死的巨大苦痛及社会人间的种种烦恼苦难中解脱出来，在这个意义上说五欲之乐的追求实际是人生痛苦烦恼丛生的根源，故云"乐为苦蔽"，通过智慧的透视，世乐之实质乃是"苦"。又说"若诸众生所有苦生，一切皆以爱欲为本"，强调诸欲之中，以淫欲最为根本。

佛教认识到欲是人的心理活动，是一种正常需求，但也认识到欲与苦密切关联，欲望是导致生命和轮回的主因，是一切痛苦的起源。笔者认为，苦生病亦生，欲望亦是病之源。一个真正热爱生命、具有自我反思生命意义的灵性之人，必不满足于五欲之乐与老病死等种种痛苦交杂的极不圆满的人生，而要追求一种永恒幸福、自在圆满的生命境界，求取真正的、究竟的快乐，才能从五欲之苦中"解脱"出来。作为"万物之灵"的人，能超越生物性，具有很高的灵性，表现为对真理、艺术、哲学、科学、宗教等精神文化追求与创造。在人类精神文化中所体现出对真、善、美的追求，即是人类灵性光辉的表现。西方文化称为人的"超越性"，这也就是佛教所说的人的"觉性""佛性"，乃是人类本具的一种认识宇宙人生之真相，达到真善美之境界的能力，即通过追求灵性的光辉获得永恒的幸福。

（2）西方哲学对欲望的认识

欲望成为一个重要问题，源于近代哲学将目光从天国转向人间，从上帝转向人之后，关于主体是什么、如何界定主体成为哲学理论最核心的问题。笛卡尔"我思故我在"命题将理性确定为主体的本质之后，主体哲学就沿着理性主义的路径阔步向前，并在康德的批判哲学体系中取得辉煌的成就。但这样一种主体是抽象的、缺乏行动力量的，因而是不现实的。与之相反，在霍布斯等人那里则试图从人的感性存在方面建构主体观念，感性欲望被视为主体行动的最为基本的动力。这意味着，抛却神学目的论观念之后，作为自然的感性存在物的人与其所生出的自然界之间，欲望或需求成了最为基本的关联。

因而，对于现实主体的构成，欲望便成了本质性之物。正缘于此，在康德之后的哲学中，尤其是从黑格尔、费尔巴哈再到马克思，传统中的欲望才一再被凸显出来成为构成主体性的不可或缺的部分。甚至有学者说，哲学家要么在努力"消解或者征服人类欲望",要么就"倾向于在欲望的本质中发现哲学的真理"。

马克思哲学关于"欲望"的认识:一方面继承了费尔巴哈的感性理论,另一方面发展了黑格尔辩证的欲望逻辑,在利益的层面探讨人类欲望的生产,而不是单方面地扬弃感性欲望,最终以层次性的需要概念取代笼统的欲望概念,建立起需要主体通过劳动创造世界的生成的实践目的论。人的目的是通过劳动这一生命活动对物质欲望的满足,是实现人的自由自觉的活动,也就是说,通过劳动这一生命活动对物质欲望的满足是实现人自觉自由活动的手段,维持肉体生活的需要尽管是劳动的直接目的,但它是由"自由自觉的活动"的类本质所主导和引导的。然而劳动及其结果,按照目的可以划分出两个层面,即对感性欲望的满足构成直接目的的层面,对人的本质的实现构成间接目的的层面。而在类本质的统摄下,这两个目的糅合在一起,以人的全面而自由的发展统领起人的感性欲望。人的第一个生产活动是对自己的生活资料的生产,即对感性欲望的满足。通过对感性需要的满足,人类同时开启并创造历史;人作用于自然、改造自然,生产新的需要和满足,社会和国家就在这一历史进程中得以产生。因此,人通过对感性欲望的满足生产出实现人的自由和发展的条件,个体目的与普遍目的、直接目的与间接目的再度统一。

哲学与佛教对"欲望"的理解存在较大的区别,前者通过对欲望的层次性阐释(人因为有欲望才成为人,成为认识客观世界的主体,主体是客观世界的一部分;主体通过劳动满足和实现主体欲望,并推动社会和国家进步发展)合理化欲望的存在并成为需要，即人类通过劳动这个中介，既实现肉体之满足，又能实现人类自由自觉活动，同时社会和国家在这一历史进展中得以产生，把欲望与人类的生存与自觉自由和社会联系在一起，构成一个统一体，对实现人全面发展和社会进步有肯定的积极作用，但它忽视了人的全面发展和社会进步对个体健康带来的潜在不良影响。

（3）心理学对欲望的认识

弗洛伊德是心理学领域最为重要的人物之一，引用他的著名观点如下：欲望遭受压抑，寻求升华；人类文明的发展与欲望的压抑和升华密不可分；人是追求快乐原则的主体；由于欲望遭受压抑和千方百计地寻求满足，人总是处在冲突的状态，还会因欲望未得到满足而患上神经症。弗洛伊德用毕生的经历在书写人性，指出人性的核心就是欲望，还指出了人性的冲突，理解了人性才能更好地理解人类的行为。

其实人性叙述起来并不复杂，人性其实就是欲望的舞蹈。性欲望不必赘述，与人类的文明生活休戚相关。人类欲望的复杂性在于，欲望被压抑，欲望在流动，欲望被转化，终极欲望与工具欲望错综复杂，于是出现了文明，人类也就生活在欲望的成品中了。人性的复杂性还在于人的死亡本能，人类恰恰是为了欲望而寻死的，这就提出了一个让人类说不尽的话题。人性还有破坏性的一面，这也并不是说明性本恶，而是挖掘了人性的另一方面，说明人性的复杂性。那么研究人性，就要多方面、多层次地来思考欲望给人性带来的冲突，人的行为是协调欲望与现实原则的产物。人总是不停地追逐欲望，那么就会存在一个基本的存在状态：博弈。人在博弈时，不仅要考虑自身

第二章 健康与疾病

欲望的实现，还要考虑现实原则，从而使欲望和欲望的满足方式不断变化。

笔者认为，弗洛伊德是把研究欲望与人性紧密联系在一起，并以此来分析人类精神异常行为，解构欲望博弈的无限性，进而帮助人们减轻精神心理上的痛苦。正如有学者认为，弗洛伊德的学说像颗种子，在心理学、文学、哲学、社会学中生根发芽，最重要的是这颗种子是人性的种子，生根发芽后结满了人性的硕果。

美国心理学家马斯洛通过以健康人为对象，重视健康动机的研究，坚持整体动力理论，阐明动机与有机体和环境以及动机与动机之间内在的整体动力的关联。他认为动机研究应摒弃文化差异，直接对人类共有的基本目标或需要进行研究。他根据动机需要不同层次，提出人拥有五个层次的需要，即生理需要、安全需要、归属与爱需要、尊重需要、自我实现需要。

人隐藏着这五种不同层次的需要，在不同时期表现出来的各种需要的迫切程度是不同的。人的最迫切的需要才是激励人行动的主要原因和动力。在高层次需要充分出现之前，低层次的需要必须得到一定的满足，低层次的需要基本得到满足之后，它的激励作用就会降低，其优势地位将不再保持下去，高层次的需要便会取而代之。低层次需要的满足充其量只能产生慰藉、松弛的作用，它很难产生更深刻持久的幸福感、宁静感以及内心生活的丰富感，而高层次需要的满足则能达到这样的效果。

马斯洛在匮乏性动机和成长性动机的论述中，将机体的基本需求（或称：匮乏性需求）称作有机体身上的赤字，必定由他人从外部填充，而不是主体主动填充空洞。成长性动机则是被自我实现的趋向所激发，基本需求仅限于生理需求、安全需求、归属爱与需求以及尊重需求，而自我实现的需求则从基本需求的范畴中分离出来并进入成长性或超越性动机范畴。匮乏性需求是物种的需求，为人类所共有，其满足带来是贫乏的、低层的，至多算是宽慰的愉快；而成长性动机带来是丰富的、高层的且有更大稳定性、持久性和不变性的愉快。匮乏性需求的满足是消极地避免疾病；成长性需求的满足则是积极地守护健康。受匮乏性动机激发的人往往把注意力集中在自我意识，以自我为中心，其爱表现为匮乏爱，是一种自私的爱；而受成长性动机激发的人则把注意力集中于世界，能以问题为中心，能超越自我，成为最充实、最纯洁的人，其爱表现为非需要的、非自私的爱。

不难看出，无论是欲望还是需求，作为人性之一，均存在于人体的疾病与健康、快乐与痛苦、和谐与冲突、思想与行为等诸多联系之中并持续发挥作用，造就了人类行为、社会现象、国家关系等的复杂性、紊乱性和不可预见性。

（4）中医学对欲望的认识

中医学常把情欲合并表述，称为七情六欲。情与欲既有区别，又有联系，因欲生情，欲望给人类带来多种情绪感受。中医学对欲的理解与佛学相似，刘完素综合儒家、佛家对六欲词义的解释，结合中医学相关生理、病理和临床治疗的实际情况，将六欲概括为"眼、耳、鼻、舌、身、意"。人体在获得不同的欲望需求的过程中会产生情绪变化，中医学称为七情，即喜、怒、忧、思、悲、恐、惊；五脏对欲望的情绪反应又称五志，即怒、喜、思、悲、恐。不难看出七情五志都指的是情绪反应，七情是后天由五志衍生而来。

六欲引发的七种情绪变化对人体脏腑功能活动带来的改变在中医学经典著作《黄帝内经》中有精彩论述。怒则气上，喜则气缓，思则气结，悲则气消，惊则气乱，恐则气下。心在志为喜，肝在志为怒，脾在志为思，肺在志为忧，肾在志为恐。怒则气逆，甚则呕血及飧泄，故气上矣；喜则气和志达，荣卫通利，故气缓矣；悲则心系急，肺布叶举，而上焦不通，荣卫不散，热气在中，故气消矣；思则心有所存，神有所归，正气流而不行，故气结矣；惊则心无所倚，神无所归，虑无所定，故气乱矣；恐则精却，却则上焦闭，闭则气还，还则下焦胀，故气不行矣。综上所述，中医学理论在两千多年前就把欲望引起的情绪变化带来脏腑功能活动的改变进行了系统深入的阐述，对引发疾病的病机做了高度概括性的记载，不愧为研究生命科学重要的宏观理论指导依据。

2. 特殊欲望

（1）性欲

"食色，性也"（《孟子·告子上》）、"饮食男女，人之大欲存焉"（《礼记·礼运》），这两句话都在讲人的生命中，离不开两件大事：饮食和男女之欢，这是人的本能。弗洛伊德说"性欲是人类取得一切成就的源泉"，"性是解释自然选择造就人类的最好例证"，"人类是拥有丰富性欲的群体"。叔本华说："性欲是生存意志的核心，是一切欲望的焦点。"霭理士在其著名作品《性心理学》中总结说："人生以及一般动物的两大基本冲动是食与性，或食与色，或饮食与男女，或饥饿与恋爱。它们是生命力的两大源泉，并且是最初的源泉。"张之沧在《身体认知论》说:"欲望的功能是生产、驱动与创造。特别是性欲,几乎是整个人类全部生产、实践和认知的源泉。"从古至今,无论是在中国还是在外国,无论在哲学界还是在医学界,均对人体性欲有不少论述。正如霭理士所言:性的题目,就精神生活与社会生活的种种方面来看,毕竟是一个中心的题目。赫伯特·马尔库塞"爱欲解放论"的主要内容认为:人的本质是爱欲,人的解放就是爱欲的解放。就笔者而言,凡论及人、人性或医学或哲学或宗教或文学艺术等均离不开性。

人类性活动的原始动因和其他动物一样,传宗接代。为了应对恶劣的生存环境,就必须有强健的体魄,而强健的体魄来源于同种、同族最强大的遗传基因——DNA的延续。人类为了传宗接代要进行残酷的交配权争斗。作为改朝换代战争的胜利者,名正言顺地具有最优秀的遗传基因,他们的代表——皇帝拥有三宫六院、妻妾成群的最高权力,其他追随者的交配权则依据权力的递减而依次递减。在很长一段历史时期,人们的基本权利和根本利益就表现为传宗接代的权力。

伴随着社会的进步,物质生活得到极大的满足,食欲对人们的重要性下降,但对性欲要求越来越高,性爱为传宗接代的单一目的性也逐渐淡化,人们更多的是开始在性中寻求生理和心理的满足,升华到享受爱的层面。在物质容易满足的同时,对性满足的心理要求越来越高,包含对性爱对象的外貌、形态、心理、气质、职业、经济、原生家庭、社会地位等,而且成了一个普遍社会现象,最终的结果:每个人都可能不是别人心中满意的性爱对象,要么我满意他不满意,要么他满意我不满意,但因为残酷的现实生活、家族和社会的需要又结合在一起，必然导致性爱生活方方面面的障碍，表现为千姿百态的夫妻、家庭、社会现象，这些失常现象本质上是夫妻关系、家庭关系、社会关系的病态表现。

爱的最深刻的内涵包括了身、心、性、灵四维一体的融合，会给正在享受它的人带来无限美的体验和无穷创造力，它无疑会给彼此带来良好的、幸福的、充满活力的健康身心状态。人的这种最原始的欲望获得深度的满足后会减少机体气血能量的消耗，便会转而追求更高层次的自我实现。受成长性动机激发后，表现为一种大爱，消除焦虑与恐惧，进而成为一种身体健康良性稳定持久的动力，即进入健康的良性循环。正如戴震说的"有欲而后有为"。

而欲之致病无非是纵欲和欲而不得两种情况，正如上文所言，因为欲望的多样性、善变性和难以满足性，因此欲而不得便会成为社会群体现象，又因欲而不得转向低层次的纵欲或痴迷于性欲而难以升华，无畏地透支气血能量，有损于健康。欲而不得会产生焦虑、恐惧、孤立的心理情绪，纵欲必导致气血的耗损，最终结果必然导致气机逆乱和气血亏虚，步入疾病的恶性循环，加速疾病的进程并走向衰亡。

（2）科学技术欲望

①科学技术与欲望

科学技术与欲望的关系：科技是人类欲望的硕果，科技给欲望又带来迷局。当今，我们已进入文明社会的新时代，地球上的几乎每个国家都在拼 GDP 的增长，拼科学技术的创新发展，发展又是通过刺激人类的消费欲而获得的。一旦人类的消费欲望被激发出来，哪怕这些物质并不稀缺，也不是紧急需求的，整个社会将陷入增长－消费－增长的循环，潮流中的个人很难独善其身。日益增加的心理精神病人数量和现代科技带来的进步不无关系，此种说法的可信度，从一些著名观察者的观点中看得一清二楚。

在现代社会，只有通过付出巨大的心智努力才能换取和保持各种杰出的成就，才能创造出各领域的最新发明，才能促进社会在日益激烈的竞争中不断前进。在这残酷的竞争环境中，个人只有将全部心智力量奉献出来才能达到社会的要求。

通信业、电子产品、交通方式的飞速发展，造就了人们商业和旅行方式发生了改变，人们从早到晚都步履匆匆，生活处在高度紧张状态。人们为了充分利用时间，常常白天上班，晚上应酬，即使周末放假休息时间也去郊游，或抱着手机玩上好几个小时，神经系统完全不能松弛下来。各种碎片信息、娱乐消息满天飞，这些诱惑无时不充斥着人们的大脑。高度紧张的大城市生活，那几近衰竭的神经唯有依靠强烈的刺激和纵情狂欢才能稍微振作，但一旦刺激之后，只会变得更加衰竭和劳累，由此形成了一种恶性循环。

原来的给人以享受的文学作品，现在也不怎么发挥这样的作用了。因为现代文学关心的都是那些争论强烈、处于风口浪尖的问题，通过挑动人们的欲望来让人注意，从而无视基本的作用和初衷。本应该创造性的艺术从审美走向了审丑，抗拒现实，将那些丑陋的、令人厌恶的和暗示性的东西一览无余地展示出来，人们的精神难以找到寄托和安息。

现在，各种不健康的因素充斥着生活的方方面面，它们直接作用于大脑，产生严重的毒害。那些祖祖辈辈生活在乡下的人，生活健康、民风淳朴，他们本是很粗犷、健康而且非常有活力的。后来他们突然来到大城市打拼，事业上小有成就，这时他们就希望培养自己的下一代，希望在最短的时间内，通过电子产品、在线学习，将人类文明的成果全部灌输给他们的孩子，使孩子成为人类高级文明的拥有者。这些东西是以牺牲人们的神经系统健康为代价的，需要他们付出极大的精力，这些精力的耗损是不管怎样都不能复原的。

②对科学技术欲望的反思

列举一些现实常见的问题：少年近视率高、睡眠不足、身体免疫力下降、失眠、焦虑、抑郁、暴躁、自杀率上升、早衰等，当今社会在认识和处理这些问题上有所不足，这些现象呈现出的离散度或熵增的事实与一个进入衰老阶段的中老人表现出诸多的身体不适极为相似。欲望是科技的动力，科技是欲望的硕果，在科技高度发展的今天，我们幸福了吗？我们快乐了吗？那些迷信科技的人是最大的迷信群体，把握不好，科技将成为低阶的鸦片，高阶的乐园，以至于科技将逐渐销蚀我们的能量，使人变成一个心智不全、懒于劳动、虚弱多病的患者。难道我们不应该思考科学技术带来的文明时代到底给我们带来的好处更多，还是为我们增添了更多的迷茫？我们到底需要什么？如何利用科技构建好认知体系和三观？如何利用科技时代造就更恒久满足的快乐？如何做到利用和奉献科技又不沉溺于低阶享乐？这些问题值得我们每个个体深思后进行博弈和取舍。

（3）需求与欲望

①需求与欲望的关系

需求与欲望相辅相成，有需求才有欲望。马斯洛对人体五种需求的归纳是专指一个成长为成熟和具有健全人格的个体应该具备的需求，不含贬损之意，是正常的需求。欲望是人的本性产生的想达到某种目的思维要求，欲望无善恶之分，关键在于如何控制和利用。由此可见欲望就是需求，因需求而产生欲望，两者在本质上是一致的，但两者又有明显的区别。需求通常与基本生存相关，满足后可能不再强烈，而欲望可能涉及更深层次的心理需求，可持续存在，并可能随着外界因素的变化而变化。

②欲望的潜在危害

现实社会中，欲望带有贬损之意，常常表示对需求有过度的追求并获得愿望。佛学对欲望的表述既有中性又有贬义的成分；哲学家马克思把欲望转为用劳动来表达，实现从感性层面的满足到人的全面自由发展，具有鼓舞性；心理学家把需求、欲望与人性、创造性、破坏性、复杂性和疾病联系起来，具有客观性和本质性。笔者认为的欲望是指过度追求感官层面的需求并为其所累而不能自拔的状态。因欲望的心理需求层次更高和更具有持久性，容易成为一种慢性应激而诱发气压原理代偿性增加大脑气血能量的供给，导致复杂的身心紊乱症状。

三、欲望与疾病

1. 欲望致病中医观

欲望如何导致疾病的发生是本节讨论的重点。中医学讲究五志六欲七情的关系，现称为"七情六欲"。七情致病多是在突然、强烈或长期的情志刺激下，超过了正常的生理活动范围，而又不能调整适应时，使气机紊乱，脏腑机能下降，进而导致气虚气滞加重，步入疾病发生发展的恶性循环链，常常经久不愈。关于"九气"致病早在《黄帝内经》就有记载，如《素问·举痛论》曰："知百病生于气也，怒则气上，喜则气缓，悲则气消，恐则气下，寒则气收，炅则气泄，惊则气乱，劳则气耗，思则气结，九气不同，何病之生？岐伯曰：怒则气逆，甚则呕血及飧泄，故气上矣。喜则气和志达，营卫通利，故气缓矣。悲则心系急，肺布叶举，而上焦不通，营卫不散，热气在中，故气消矣。恐则精却，却则上焦闭，闭则气还，还则下焦胀，故气不行矣。寒则腠理闭，气不行，故气收矣。炅则腠理开，荣卫通，汗大泄，故气泄。惊则心无所依，神无所归，虑无所定，故气乱矣。劳则喘息汗出，外内皆越，故气耗矣。思则心有所存，神有所归，正气留而不行，故气结矣。"上文论述了九气致病的特点及发病机理。所谓"九气"，是指怒、喜、悲、惊、恐、思、寒、热、劳等九种致病因素作用于人体，皆可导致气机失调而发病，如文中所谓"气上""气下""气消""气乱""气结"等九种"气"的病变。《素问·阴阳应象大论》曰："人有五脏化五气，以生喜怒悲忧恐。故喜怒伤气……暴怒伤阴，暴喜伤阳……喜怒不节，寒暑过度，生乃不固。"《灵枢·本神》曰："肝气虚则恐，实则怒……心气虚则悲，实则笑不休。"再如《素问·调经论》曰："神有余则笑不休，神不足则悲……血有余则怒，不足则恐。"《灵枢·本脏》曰："心怵惕思虑则伤神，……脾忧愁而不解则伤意。"名为九气，去掉寒、热、劳三气，实即五志致病，喜伤心、怒伤肝、思伤脾、悲伤肺、惊恐伤肾。归纳起来九气致病的核心就是气虚和气滞，气虚是气血亏虚，气滞是气机不畅和气血运行受阻。气缓是健康机体气机条畅和气血充足运行流畅的状态。

2. 欲望致病的现代观

欲望与疾病的关系是：不知足、纵欲、爱离别、求不得等，首先扰乱气机的条畅，导致气机郁滞，呼出之气部分聚集在肺内和胃肠，导致肺内和胃肠压增加，影响静脉回流和增加动脉供血阻力，影响气血能量的运行、分配、消耗与再生，破坏气血能量消耗与再生平衡，过度透支人体的气血能量，加重气血能量亏虚进入恶性循环链，亚健康和疾病态逐渐形成。然而，人的认知水平和调节欲望的能力是相关的，人的欲望唯有在对自身、环境、规律、大爱的至知基础上，通过追求真善美，做到知行合一来克服和引导，才可能最大限度地减少其对身心健康的影响。

3. 五志七情对人体气机及气血能量的影响

人体在获得不同的欲望需求的过程中会产生情绪变化，中医学称为七情，即喜、怒、忧、思、悲、恐、惊；五脏对欲望的情绪反应又称五志，即怒、喜、思、悲、恐。不难看出七情五志都是人的情绪反应，七情是后天由五志衍生而来。七情致病多是在突然、强烈或长期性的情绪刺激下，超过了正常的生理活动范围，而又不能调整适应时，气机不畅，气血紊乱，进而导致气血能量亏虚，步入疾病发生发展的恶性循环链，常常经久不愈。慢性非传染性疾病已成为人类健康的最大威胁，过劳耗竭和七情内伤是诱发慢性非传染性疾病最重要的致病因素，下面分别探讨不同情志对人体气机及气血能量的影响。

(1) 喜

中医学认为喜为心之志。《素问·举痛论》在论九气为病时，提到"喜则气缓……喜则气和志达，营卫通利，故气缓矣"。《辞海》从字源讲，表意；甲骨文、金文上像鼓形，下从口，听鼓乐而开口笑，表示喜悦。喜是人类某种欲望或需求得到满足时表现出的一种感情，当获得喜的情感状态时，鼻息通畅，气机条达，呼吸浅慢匀速，志意畅达（精神愉悦），气血通利，气息徐缓而和顺。此时机体的大脑气血能量消耗减少，呼吸系统呼吸畅通，匀速和缓，肺循环的通气/血流比例达到最佳范围，利于吸入氧气的充分利用。同时因为大脑的气血能量消耗减少，运行到胃肠等能量再生系统的气血增多，可更充分地消化吸收食物等营养物质，最终起到减少气血能量消耗，增加气血能量再生和补充的作用，对人体健康是有益的情感反应。

中医学又认为，喜乐过度则气过于缓，而渐至神气消耗涣散不能藏蓄则为异常。如《灵枢·本神》篇："喜乐者，神惮散而不藏。"小说中范进中举时的神经错乱状态就是很好的例证，其原因可能是喜悦过度，此前长时间绷紧的神经突然松弛导致大脑气血能量暂时供给不足所致。

(2) 怒

中医学认为怒为肝之志。《素问·举痛论》篇提到"怒则气上……怒则气逆，甚则呕血及飧泄，故气上矣"。《说文解字》："怒、恚也。从心，奴声。"罪隶依所从以持事是奴之范式。心、奴两范式叠加。心有所恨责以持事是怒之范式。表示很生气、很气愤、气势很盛的一种情绪，是一种强烈而短暂的情绪表达方式。它对人体产生的反应相当于笔者前文提到的类似急性应激机制激发的效应，同时怒与气压有关。在怒之前，个体已经处于长时间的憋屈或受委屈状态，已存在气体缓慢聚集，在触发因素刺激下，忍无可忍，气愤填膺时，会屏住呼吸，肺内压和胸腔压陡然增加，气血能量上行大脑，同时启动急性应激机制，人体以交感神性兴奋为主，儿茶酚胺大量分泌、心跳加速、血管收缩、血压升高，迫使气血上行，以满足大脑的气血能量供应，表现为头胀、血压升高、面红目赤，甚则呕血或咯血或发生过激行为。由于气血能量上行，胃肠的气血能量供应减少，影响饮食营养物质的消化吸收，出现腹泻，气血能量再生减少。怒是强烈情绪反应，一般持续时间短，对气机的影响相对较小，主要通过心跳加速、血压升高等引发气血上行头面部导致脑出血、咯血、鼻出血、吐血（应激性胃溃疡出血）等危急症状，造成较大危害，对消化系统气血能量的再生影响相对较小。

（3）悲

中医学认为悲为肺之志。《素问·举痛论》篇提到"悲则气消……悲则心系急，肺布叶举，而上焦不通，营卫不散，热气在中，故气消矣"。《辞海》从字源讲，形声，从心、非声，表示哀痛。悲为肺之志，然心为五脏六腑之大主，凡情志之伤，虽五脏各有所主，但无不自心而发，由心统之。《灵枢·口问》："悲哀愁忧则心动，心动则五脏六腑皆摇。"悲生于心而应于肺。生于心则心急，应于肺则肺布叶举。悲本义是指伤心、哀痛，往往和惨痛、愁苦、凄凉、心酸相联系，是一种失去而又无可奈何、无法补偿的情绪表达，与"喜"相对，常常持续时间相对较长。悲伤时机体表现为呼吸急促甚至泣不成声，呼吸的急促使肺吐故纳新的功能受到影响，会加重氧耗和气血能量的消耗，同时短频的呼吸模式会影响肺的通气/血流比，使氧气的利用度降低，同时间接地影响胃肠气血能量的再生，因此称为悲则气消。

(4) 思（忧）

中医学认为思为脾之志。《素问·举痛论》篇提到"思则气结……"，《灵枢·本神》"因志而存变谓之思，因思而远慕谓之虑……"，《辞海》从字源讲，表意。小篆从囟从心，囟为大脑，表示思考。思就是想，考虑，常思虑并称，是客观存在反映在人的意识中经过思维活动而产生的结果。思的过程是一个相对持续时间更长的思维过程，除非达到欲望所得，否则思在欲望获得满足之前的过程中一直发挥着指导人体行为的作用。长时间的思虑就是大脑经常或常常处于大量消耗人体气血能量的状态，先为保证大脑气血能量供应的气压机制得以启动，机体表现为鼻息不畅，呼吸道阻力增加，肺吸多呼少，气机呈郁结不畅之态，使气体郁结在肺内，故称气结。气结到一定程度，因鼻息不畅导致欲呼出的部分气体逆流入胃肠或郁结在肺内，使肺内压、胃肠压、胸腔压和腹腔压增加，促使气血能量上行至大脑以供其思虑之需。最终导致肺对氧气的利用降低和脾胃对饮食营养物质的消化吸收障碍，气血能量再生减少。由于思在欲望满足过程中的特殊性，加之欲而不得的持续性等因素，因此思虑对人体身心健康影响最常见和最大。

(5) 恐（惊）

中医学认为恐为肾之志。《素问·举痛论》篇提到"恐则气下，惊则气乱……恐则精却，却则上焦闭，闭则气还，还则下焦胀，故气不行矣"。《辞海》从字源讲，形声。从心，巩声，表示畏惧。惊，形声。从心，京声，表示悲伤。惊、恐有别，常常合并称谓。恐惧是一种可以控制的情绪，正常的恐惧是一种自我保护机制，过度惊恐时，人们常常屏住呼吸或呼吸微弱，肺及胃肠压力对气血能量的调节作用发生障碍，气血上行不足，神无所归、虑无所定，大脑活动受到影响，思维缺乏条理及应对措施，出现气血运行紊乱和短暂失神。本来惊、恐均是相对时间较短的情绪反应，但由于现实生活中，对健康要求极高，对疾病和死亡的恐惧，人们过度关注身、心症状，当这些症状得不到缓解，则持续产生惊恐情绪反应，思的情绪也参与其中，现代医学诸多心理疾病如焦虑症、恐惧症、抑郁症一样，最终对机体带来的影响与思相似。

综上所述，不难发现，在谈到情志致病时均提到患者呼吸方式的改变，呼吸方式的改变导致气机调节气压高低的不同，进而影响大脑与五脏六腑气血能量供应，从而影响人体各脏器功能状态，人在睡眠状态下呼吸方式迥别于不同情绪时的呼吸方式，这些都是现代医学未曾涉及或关注的领域，值得重视和深入研究。最后，需要强调的是，情志反应有区别，但均由心所生，各脏所应，有时它们在一定条件下是互相联系、互相影响和相互转化的，有时是叠加致病，故不能截然分开。例如，思虑过久会导致悲、恐、怒、喜的情绪，其他以此类推，不再赘述。情志也存在相克的关系，如悲胜怒、恐胜喜、怒胜思、喜胜忧、思胜恐,古代中医学情志相胜理论为现代心理学治疗提供了新的思路。

第三节 常见慢性疾病的思考

此节主要讲对疾病的宏观认识,现代医学关于疾病尤其是慢性非传染性疾病的微观认识已深入分子水平。虽然在疾病的治疗手段方面获得长足进步,但是疾病离真正治愈依旧遥远,甚至干脆说不可能治愈。究其原因,到底是微观研究不够深入,还是对系统整体研究毫无进展造成的呢?这正是笔者想回答的问题。当今医学界普遍存在一种认识:似乎朝着越单一、越细微深入的研究,就越能代表先进医学发展的主流方向,大量物力、财力和人力的投入,一方面想攻关生命本质,攻克疾病难题,抢占生命科学领域的制高点,造福人类;另一方面,想获取丰厚的经济回报。事实上,现代生物学和生命科学的研究就像盲人摸象。摸到的都是真实,可部分的真实与整体的真相失之千里。如果连生命整体的真相都无法理解,那么目前所有关于生命的机制、规则、理论都不能称为准确,在如此机制、规则、理论指导下的微观研究要想达到根治疾病的目的就变得基本不可能了。检测手段的多样化、诊断的微观化、药物研发的靶点化本质上并非治愈疾病,最多提供用药选择,以上种种无疑促进了医疗费用的成倍增长,同时消灭了人们治愈疾病的美好期望,被动形成以药养病、以药养生的错误观念。当面对奴役与被奴役,大家都认为是理所当然的时候,人类文明想获得进步是很难的。在此,借用牛顿的一句名言共勉:把简单的事情考虑复杂，可以发现新领域；把复杂的现象看得很简单，可以发现新定律。将来从系统和整体原理上来认识疾病，力求用最浅显和本质的理论宣讲疾病，用最简单的方法防治疾病，同时发挥患者从自我内在进行改变，充分发挥自愈机能，或助其自愈，降低防治成本，推迟用药时间，将是医学未来发展的方向，而并非现在广告鼓吹的那样越早用药越好。

一、糖尿病

1. 糖尿病的现代认识

糖尿病是由遗传和环境因素共同作用，多种病因引起的一组以慢性高血糖为主要特征的代谢性疾病。高血糖是由于胰岛素分泌和（或）利用作用的缺陷所引起。除糖代谢紊乱外，还伴有蛋白质、脂肪代谢异常。久病可引起多系统损害，导致血管、神经、心、脑、肾、眼、足等组织器官的慢性进行性病变、功能减退、衰竭；病情严重或应激可发生急性严重代谢紊乱。分类为1型糖尿病、2型糖尿病、妊娠糖尿病、其他特殊类型糖尿病，但以2型糖尿病最常见，约占糖尿病总病例的95%。据《中国糖尿病患者群体特征调查报告2020》糖尿病类型分布比例看，2型糖尿病占53%，其余依次为：妊娠糖尿病占22%，糖尿病前期占10%，1型糖尿病占8%，其他占6%。如果把2型糖尿病与妊娠糖尿病、糖尿病前期加起来则共占总数的85%。据《中国糖尿病防治指南（2024版）》的数据，糖尿病患病率仍在上升，2018至2019年达到11.9%，知晓率36.7%，治疗率32.9%，控制率50.1%，其中2型糖尿病仍占 90% 以上。

2. 糖尿病的宏观认识

糖尿病的直接原因是胰岛素分泌的缺乏和（或）利用作用缺陷，我们可理解为胰岛素直接或间接的不足，或胰岛素抵抗（部分糖尿病前期或糖尿病人群胰岛素代偿性分泌增加）、作用缺陷。不管糖尿病患者胰岛素分泌不足还是代偿性分泌增多，我们均可理解为胰岛素作为人体气血能量的一部分，或精微物质的一部分，或正气的一部分。正常情况下，随着年龄的增长，由于人体气血能量的衰减，对摄入的碳水化合物不能被机体充分利用（糖耐量减低），部分群体血糖呈逐渐升高的趋势不难理解，当血液中葡萄糖升高超过一定限度，超过某个数值，即诊断为糖尿病。由此推断，2 型糖尿病患病过程就是整个人体气血能量（正气）中的一部分（胰岛素）衰减，导致机体内生邪气（葡萄糖）在体内蓄积，即是一个正虚邪盛的过程。这个过程如果没有得到及时阻止或根本性改变，将进一步加重机体其他营养物质的代谢紊乱，进而导致一系列并发症发生、发展，进入疾病的恶性循环链。部分糖尿病前期或糖尿病患者出现的高胰岛素血症可能是早期人体自我修复调节的某个阶段，呈代偿性升高，随着患病时间延长，胰岛功能衰退加重以致失代偿，终将会出现胰岛素绝对不足。

3. 调护与防治

糖尿病的防治应从养护正气、祛除邪气的角度入手。祛除邪气即降低血糖。降糖治疗药物多，技术成熟，专业医生也很在行，这里就不赘述了。笔者多从预防的角度论述，具体举措如下。

（1）不熬夜，睡好觉

关于睡眠的重要性已经引起了越来越多学者的重视，研究发现，长期失眠的患者免疫下降，易患感染性疾病，同时患各种癌症的风险均明显高于正常睡眠人群。笔者认为睡眠对所有人群健康的重要性都是基本相同的，是普遍规律，少有例外，关于睡眠重要性后面还有专门章节来探讨。就糖尿病防治与睡眠的关系而言，睡觉的过程是人体气血能量消耗显著减少的时段，此时尤其是大脑对能量消耗减少或降低至接近0的水平（所以有人说睡觉就是"小死"一场），人体发挥优先保证大脑气血能量供应的机制暂时"停止"，气血能量在人体无意识状态下，下行至能量生成系统和废物排泄系统发挥其自我检测、调整、修复的功能，气血能量得到良好的再生和补充。起床时，开始排泄机体的代谢废物粪便，同时也减轻了胃肠内压力和腹腔压，进入新一天的生活。胰腺作为胰岛素的分泌器官，在睡眠过程中胰腺细胞发挥生精作用，生成足量的胰岛素储存，供机体进食之需，以达到血糖的良好控制并及时为机体提供能量。在一定范围内，个体总体上睡眠时间越长，睡眠质量越好，对糖尿病的防治效果越好。临床经常观察到失眠的患者，往往血糖波动较大，难以控制达标。笔者在临床上观察到大量中青年糖尿病患者都有共同的特点，就是在患病前期的某个阶段熬夜和吃夜宵。

（2）晚上少进食，别吃夜宵

食糜由胃排入十二指肠的过程称为胃排空，胃的排空时间因进食种类不同而异，排空时间长短不一。一般来说，稀薄的、流体食物比黏稠的、固体的食物排空快；颗粒小的食物比颗粒大的的食物排空快；等渗溶液比非等渗液排空快。在三大营养物质中，排空速度由快到慢依次为：糖类、蛋白质、脂肪。混合食物由胃完全排空需 4~6 小时。以健康成人每天排泄粪便 1 次来讲，食糜由食道入胃，再经肛门排出，在体内总共要待 24 小时左右，减去胃的排空时间，也就是说食物经磨碎、消化、吸收到排泄过程，在小肠及大肠停留时间为 18~24 小时，这么长时间的停留无疑为营养物贡充分消化吸收提供了保障。

当晚上吃得过饱或吃夜宵，食糜在胃中排空不充分，或肠道过度处于食糜的充盈状态，会影响人体的睡眠质量和透支人体气血能量，包括消化酶、胰岛素等。中医学素有"胃不和则睡不安"之论。晚上本是消耗能量较少且应该补充能量的时段，此时食物过多或过长时间的进食，破坏了气血能量的消耗与再生平衡，呈一种透支状态，气血能量衰减，胰岛功能下降，胰岛素分泌储存减少，进而引起葡萄糖代谢紊乱，血糖升高，糖尿病发生。笔者在临床中观察到中年人早发 2 型糖尿病患者基本都在发病之前的某一阶段存在熬夜和经常吃夜宵的习惯，也正好印证了笔者分析和推理。

（3）少吃糖，多素餐

现代医学虽然目前还未发现长期服用碳水化合物与糖尿病的发生有必然关联，但笔者认为，这样的结论与目前的研究观察难度有关，因为很难在人群中做一个跨度时间很长的研究。长期服用碳水化合物存在过度透支胰岛素的可能性是不难理解的，在年轻人群体中，由于胰岛功能旺盛，精气储备充分，数年时间内的观察可能不能发现其关联，如果观察时间跨度足够长，得到的结论也许就不一样了。我们可以像金赛写出的举世闻名的《金赛性学报告》那样，采用一种面对面的问卷调查方式，或探索新的更可靠的量化调查表，或许可以发现问题的真相，我们期待将来有人来探明真相。

（4）适度运动，控体重

运动在糖尿病管理中占有重要地位，尤其对肥胖的 2 型糖尿病病人，运动可以增加肌肉组织对葡萄糖的利用，有利于控制血糖和体重，增加胰岛素的敏感性。久坐时应每隔 30 分钟进行一次短暂的身体活动，建议每周 150 分钟的中等强度的运动，如慢跑、上楼梯、骑自行车、滑冰、打排球、登山等。

人们似乎都认识到运动对生命活动的重要性，但也存在很多误区。首先用笔者认知体系来阐述一下运动的好处：中等强度的运动，增加肺功能，肺活量增加，可以使外气道阻力消除，呼吸畅通，有利于气机的条畅和气血运行，减少大脑气血能量的消耗，增强了心功能，促进血液循环；同时促进肠道蠕动，加速了体内蓄积的内生邪气代谢，改善了情绪和睡眠。尤其是改善了情绪和睡眠是患者获益的关键，为气血能量的再生补充提供了良好的内在条件。笔者认为那种剧烈运动者或急于求成者，如果方法不当，很容易导致肌肉软组织的损伤，甚至可能留下长久的后遗症，那就适得其反。还需注意的是，运动本身就是一个消耗气血能量的过程，如果运动后，情绪没得到改善，睡眠质量没有提高，运动中没有发现乐趣，甚至加重了失眠或烦躁，此时你就要思考你的运动方式和运动量是否适合你了，这样的运动不会增加机体气血能量的再生和补充，对健康没有益处。应该考虑能够长期坚持并能在其中找到乐趣的运动方式，循序渐进增加运动量，形成稳定的良性的循环。运动针对那些长期从事脑力劳动的人群显得尤其重要。

关于糖尿病的防治，笔者再次强调，糖尿病防重于治，即使患了糖尿病，预防的措施依旧可以使患者充分受益。由于糖尿病常合并脂代谢紊乱、肥胖、高尿酸血症等现象，其在本质上类似上述机制，糖尿病是其中的典型代表，与它们是一根藤上的瓜，一个因下之果，对糖尿病防治的深入剖析可以指导类似疾病的预防。如果你仍觉得笔者讲得太多记不住，请记住关键一点就是：不熬夜和慎吃夜宵，可以帮助你避免过早进入"三高"和代谢综合征的群体。

二、高血压病

1. 高血压病的现代认识

高血压是以体循环动脉压升高为主要临床表现的心血管综合征，可分为原发性高血压和继发性高血压。原发性高血压又称高血压病，是心脑血管疾病最重要的危险因素，常与其他心血管危险因素共存，可损伤重要脏器，如心、脑、肾的结构和功能，最终导致器官功能衰竭。

原发性高血压的病因为多因素，多是遗传和环境因素交互作用的结果。但遗传和环境因素具体通过何种途径升高血压仍不完全明确。目前研究表明，高血压不是一种同质性疾病，不同个体间病因和发病机制不尽相同。高血压病程较长，进展缓慢，不同阶段始动、维持和加速机制不同，各种发病机制间也存在交互作用。因此高血压是多因素、多环节、多阶段和个体差异性较大的疾病。

2. 高血压的宏观认识

从高血压病的现代认识中,不难看出,虽然从微观方面发现了很多现象和领域,但不用一个整体的理论来进行串联,仍旧停留在现象上进行探讨,就不可能从根本上治愈疾病,只能继续认为它是不能治愈的疾病类型,唯有终身服药才是唯一的选择。关于人体动脉血压的形成与意义,笔者依然坚信压力机制章节中的观点:血压逐渐升高本身是人体随着年龄增长,机体持续启动优先保证大脑气血能量供应的一种适应或自我调节的生理过程,可伴有动脉血管的硬化。

从临床来看,目前主要见到两种类型的高血压病,第一种类型是舒张压和收缩压均升高的患者,且舒张压升高比较顽固,治疗用药效果欠佳。这类人的总体特点为:年龄相对较年轻,以30~50岁多见;体型多呈现腹型肥胖或超重,给人健壮的错觉;常常喜欢熬夜、吸烟、喝酒、高热量饮食;大多有高血压病家族史。这部分患者笔者认为属早发性高血压病,病机上仍存在正气不足,但内生邪气偏盛是主要矛盾。由于遗传因素、生活作息不规律、饮食无节制、食盐量普遍超标等消耗正气,最终导致正气亏虚,水钠、脂肪、湿浊、痰瘀蓄积体内,血循环中的容量负荷过重,致使血管壁的侧压在收缩和舒张时均明显升高。这部分人群的高血压按照生理学中血压形成机制理论去选择降压药,效果往往不够理想。因为专科医生喜欢从降低外周血管阻力和降低心室率的角度来处理,但整个循环的高容量负荷状态没有得到改善,效果不佳也就不难理解了。

第二种类型是以收缩压升高为主的高血压病,其舒张压基本不高，甚至降低，脉压差显著增大。这部分高血压病人群总体特点为：年龄大，多见于60岁以上的老年人；血压波动大；脉压差大；容易发生体位性低血压；体型胖瘦不一。这部分人群病因病机主要以气血能量亏虚为主要矛盾，机体通过血管硬化降低血管弹性来维持血压在偏高的范围，以优先保证大脑气血能量供应。这里出现一个矛盾，一方面，血压升高是机体保证大脑血供的适应性生理改变；另一方面，血管硬化，弹性降低，血管承受压力的能力减弱，血管破裂的风险增高。到底高到什么程度的血压才有治疗的必要，以及血压控制在一个什么水平既能防止脑出血又能避免脑供血不足的发生，成为摆在临床医生面前需要深入研究的课题。

3. 调护与防治

高血压病的防治仍应从养护正气，祛除邪气的角度入手。因为养护正气可以帮助机体自动祛除邪气，祛除邪气即通过运动加速代谢或者使用药物排出循环内多余的水钠以减轻高容量负荷状态。目前治疗用药主要集中在改善外周血管阻力和弹性方面，药物品种多，及时疗效显著，不多赘述。笔者多从预防的角度论述，具体举措如下。

（1）低盐限水，控制体重

基于以上关于高血压病的宏观认识，尤其对中年人高血压病，应限盐，盐摄入量应控制在每日6g以内，食盐摄入减少后能主动减少因口渴而大量饮水，可以使水钠潴留减轻。限水是笔者的经验之谈，一个人究竟一天喝多少水是适合的，很难统一。每个人因体质、年龄、工作性质、生活环境、生活习惯等的不同，饮水量各不相同。值得注意的是，应摒弃在脑海里存在的只要多饮水就会对身体有好处的定式思维。很多老年人认为多喝水可以稀释血液，防止脑血栓。笔者不否认在剧烈运动后、吐泻之余适量补水是必需的，除此之外，人体正常情况下体内有一套维持自身水平衡的机制，内生水、饮水和其他饮料、固体食物中的水与人体呼吸、皮肤蒸发、出汗、小便等排泄的水分基本可以维持平衡，无原则的大量饮水会给身体的排水系统增加负担。中医学认为，适量的饮水是人体津液的重要来源之一，过量的饮水超出躯体的需要则消耗气血能量、引发排泄障碍，导致水蓄积体内，成为阴邪，既耗伤机体的正气，又阻碍气机的畅达和气血能量的运行，形成恶性循环。

控制体重的措施包括早睡、低热量饮食、运动等，均对高血压病的预防有显著作用，即使是高血压病患者，坚持以上措施，依旧能充分获益。对于刚发现的1级高血压病的中青年患者，建议先行调整作息规律、改变饮食习惯、控制体重、避免紧张焦虑情绪等，观察数月后视情况决定是否服药。

（2）其他措施

笔者在糖尿病预防中提到的不熬夜、睡好觉，晚上少进食、不吃夜宵，适量运动等对高血压病的预防均有效，需坚持。同时调整情绪、修身养性、保持乐观向上的精神心理状态也极其重要。血压突然的大幅升高，往往给个体带来巨大的身体伤害，可能发生心脑血管急性并发症，甚至致残或危及生命。因此老年人应保持平和心态，放弃不服输的想法，要承认和接受年老生病的现实。血压波动受情绪、劳累、季节气候、环境等变化的影响比较显著，在规律服药的基础上保持充足睡眠、情绪稳定、避免恶劣的气候环境对减少血压大幅波动和心脑血管事件的发生有较好的预防作用。

三、睡眠障碍与心理精神疾病

1. 睡眠障碍与心理精神疾病的现代认识

睡眠障碍是一种持续相当长时间的睡眠质和（或）量令人不满意的状况，也就是人们常说的失眠。常表现为难以入睡、维持睡眠困难或早醒。睡眠障碍是在有充足睡眠时间的条件下发生的，需要与睡眠剥夺区分开来。失眠症是一种综合征，包括失眠主诉、显著的功能损害和痛苦情绪。失眠一般认为由多种原因引起，常见的有如下一些。①心理因素：生活和工作中的各种不愉快事件可造成焦虑、抑郁、紧张，可导致失眠。另外，失眠者往往对自身健康状态要求过高，常过分关注。②环境因素：环境嘈杂、空气污浊、居住拥挤或突然改变睡眠环境等。③睡眠节律改变：白班和夜班频繁变动，或跨越时区等引起生物钟节律变化。④生理因素：蚤痒、疼痛、疲劳或过度兴奋等。⑤药物和食物因素：酒精、咖啡、茶叶、可卡因、皮质激素、帕金森药物等。⑥精神障碍：各种精神障碍大多伴有睡眠障碍，失眠往往是精神症状的一部分。⑦各种躯体疾病所致。

临床表现为难以入睡，睡眠不深和早醒，也有表现为睡眠感缺失，通常以上情况并存。失眠患者常常对失眠产生越来越大的恐惧和对失眠所导致后果过分担心，使其陷入一种恶性循环，久治不愈，导致就寝时紧张、焦虑、恐惧越发明显；醒后感到身心憔悴、头昏脑涨、乏力、注意力不集中、记忆力减退等。

焦虑障碍是指在没有脑器质性疾病或其他精神疾病的情况下，以精神和躯体的焦虑症状或以防止焦虑的行为形式为主要特点的一组精神障碍。具有紧张、担忧、畏惧的内心体验，回避的行为反应和认知、言语和运动功能受损及各种相关生理反应等特点。焦虑障碍是所有精神障碍中最为普遍的疾病之一，给患者和家庭造成严重的伤害和痛苦。可分为惊恐障碍、广场恐惧、社交恐惧、特定恐惧、广泛焦虑障碍及分离焦虑障碍等。

抑郁障碍是以情绪或心境低落为主要表现的一组疾病的总称，伴有不同程度的认知和行为改变，可有精神病性症状，如幻觉、妄想。此类疾病常会反复发作，间歇期可完全缓解，部分患者有残留症状。据 WHO（2024 年）统计，全球有超过 3.5 亿名抑郁障碍患者。WHO 预计，到 2030 年，抑郁可能成为全球疾病负担最大的疾病。笔者推测，该类人群今天可能远远超过其他疾病患者。

强迫症是以强迫观念、强迫冲动或强迫行为等强迫症状为主要表现。患者深知这些观念、行为不合理、不必要，但无法控制或摆脱而焦虑痛苦。

精神分裂症是一组病因未明的重性精神障碍，具有认知、思维、情感、行为等多方面精神活动显著异常，并导致明显的职业和社会功能障碍。主要临床表现为妄想，幻觉，思维（言语）紊乱，动作与行为明显紊乱或异常（包括紧张症），阴性症状。发病可能是遗传与社会心理因素的共同作用。

2. 睡眠障碍与心理精神疾病的整合认识

以上对睡眠障碍和心理精神疾病的相关内容作了简单的归

纳，不难看出现代医学最大的贡献就在于根据患者的各种临床表现进行分门别类的归纳并冠以不同的疾病名称，给人一种容易理解并自行对照的方便。殊不知这种善于根据现象进行归纳的结果，如果不从人和人类的整体上去寻找现象之间的联系和本质，那么很容易停留在对表面现象上的观察和治疗，永远无从治本或根本不可能想到去治愈疾病，虽然给人们的感觉是直观的、可信的、科学的，但停留于表面现象的诊断和治疗导致的必然结果是，人类社会陷入疾病和患者越治越多的困境。

人类疾病的绝大部分是后天发生的，尤其是慢性非传染性疾病。由此说明，人从出生到生病之间的很长一段时间是相对健康的，疾病的发生与人体自身气血能量状态的多少、身心是否和谐以及由此引起的与自然和社会环境的适应能力密切相关。人类社会个体，力量极为渺小，通常无力改变社会和自然环境，唯有适应环境方可生存和延续，与环境的适应状态是否良好取决于个体的气血能量状态、气血能量消耗和再生的动态平衡以及个体的认知水平和脏腑功能状态。个体的认知决定人的心神（大脑）对气血能量的强大统摄和调节能力，除心的功能外，剩下的就是作为人体另外一部分身（躯体）的功能，主要指能量再生系统。

笔者认为心理精神类疾病包括睡眠障碍是随着人类个体的逐渐衰老，气血能量水平下降，人类总体的患病趋势和人数必将逐渐增加，其中含有自然规律的因素。但为什么真正发生心理精神类疾病的人数占人口总数的比例还是很低呢？主要因为人的特殊性，具有自我调整、适应环境、趋利避害、心智不断成长和成熟的本能，由此可以引发自身的自愈机制而脱离可能遭遇的病痛，而那些在成长过程中，由于自身气血能量的亏虚，认知能力低下，又不懂得启用人体自愈机能的少数人则不可避免地步入因不能适应环境带来的身心紊乱、恶性循环困境。

心理精神类疾病在总体上均存在气血能量亏虚的共同根源，至于气血能量亏虚的原因可能有生理、心理、环境、疾病等因素。因气血能量亏虚易引发大脑（心）与脑以下各器官系统（身）的能量供应之争，能量供应之争通过人体启动气压机制来代偿性完成，一旦人体气压机制经常或持续发挥作用，必然进一步加重身、心紊乱，表现为心神紊乱和躯体功能失调的一系列症状。心神紊乱的症状正是现代医学观察到的各种纷繁复杂的精神症状表现，同时躯体一样可以表现出一系列因供能不足出现纷繁复杂的功能障碍症状，躯体症状又作为不良刺激因素促使精神症状加重，从此步入恶性循环，反复发作、难以根治。恶性循环的结果让人感觉中了"魔"似的，心、身紊乱和失调症状互为因果，患者难以自拔，最终以进一步透支人体的气血能量，陷入"气血亏虚－身心紊乱－疾病发生－气血亏虚"的循环。

心理精神类疾病包括睡眠障碍，从疾病的一元论讲可以概括为以下一种关系：睡眠障碍、焦虑障碍、强迫症、抑郁障碍、精神分裂症是在人体气血能量亏虚这个主因下，认知欠缺和环境适应不良，不同个体或同一个体在不同阶段表现出的多个结果，部分人群的临床表现各有偏重，但症状间彼此关联不能截然分开，如未及时阻断就会呈现出逐渐发展的趋势。据笔者的观察，睡眠障碍日久会伴有强迫症的症状，进一步可发展为具有焦虑障碍的症状，再进一步则可进展为抑郁障碍，进入抑郁障碍的患者往往伴有前面三种心理疾病的症状，交替或夹杂出现。区别在于抑郁障碍患者气血能量的水平处于更低的水平，常表现为身心因气血能量不足，人体整个机能处于严重低下的状态，极易出现自杀行为。精神分裂症则是大脑功能更活跃产生的身心症状，为了更好解释心理精神分裂症或其他心理疾病患者那些妄想、幻觉、思维（言语）紊乱、动作与行为明显紊乱或异常现象背后的原因，此处引入"涌现"一词以兹进一步说明。

涌现又叫突现，指的是一个系统整体出现的或具有的，而其组成部分或者子系统所没有的属性，我们常听说"整体大于部分之和"，说的就是系统的整体涌现。涌现就是"无中生有"，万事万物都在涌现之中，世界因为涌现而变得丰富多彩、变幻莫测，拥有无限可能性。系统依靠这种"无中生有"，不断涌现出新的东西，系统的层次无限可分，因此系统涌现也有无限层次，"无中生有"也就具有了无限可能。一方面，涌现形成了当前丰富多彩的世界，另一方面，世界的未来充满希望和悬念，人类和人类意识是物质世界涌现发展的产物，人类的创造性使得未来一切皆有可能。既然人类意识是涌现的产物，由于心理精神类疾病患者的大脑得到气压机制代偿性供能的反复作用，大脑功能活跃，涌现出妄想、幻觉、语言和行为，同时出现众多躯体失调症状。正如物理学中常说的那样：某些简单的规则被反复运用了很多次，就累积产生了某种相当复杂的事物。涌现本质背后有物质、能量和信息参与其中，只是在一种特殊条件和内外作用下发生的。

综上所述，心理精神类疾病纷繁复杂的精神症状本质上是因为大脑气血能量长期或反复代偿性增加后"涌现"出来的结果。

3. 调护与防治

鉴于以上规律，对于睡眠障碍和心理精神疾病患者的防治与调护不能脱离气血能量低下的主线，同时给予更多的爱心和理解，帮助其适应自然和社会环境，减轻环境与社会给予的焦虑、恐惧、不安全感等不良情绪。在治疗上，笔者强调这类疾病以改善睡眠的质和量来阻断疾病发展的重要性，如果片面去区分它们之间用药的差别反而是本末倒置。现代医学喜欢严格按照睡眠障碍、焦虑、抑郁的区别用药，尤其是那些本可以通过改善睡眠来阻断的疾病链，贸然使用抗抑郁药导致患者不能耐受药物副作用而治疗失败，甚至部分患者留下严重的心理阴影，拒绝配合再次使用该类药物，使治疗难度变得更大。

这一类疾病需要标本兼治方可取得良好持久的效果，中药发挥其补益气血的作用，非药物疗法发挥调神、关爱、调畅气机和促进气血运行的作用，效果明显，副反应小，患者接受度高。现代医学发挥其药物靶点精准和起效快的作用，可快速改善睡眠、镇静和焦虑（笔者建议最好在睡前服药）。中西医结合，标本兼治，更利于疾病的恢复，使患者尽快脱离疾病的恶性循环链，步入健康态。

四、慢性阻塞性肺疾病

1. 慢性阻塞性肺疾病现代认识

慢性阻塞性肺疾病（COPD）简称慢阻肺，是一种常见的、可以预防和治疗的疾病，特征是持续存在的呼吸系统症状和气流受限，通常与显著暴露于有害颗粒或气体引起的气道和（或）肺泡异常有关。慢阻肺与慢性支气管肺炎和肺气肿有密切关系。慢阻肺与肺气肿的区别在于吸入支气管扩张剂后，第一秒用力呼气容积（FEV_1）占用力肺活量（FVC）之比值（FEV_1/FVC）是否小于70%，如果小于70%，即持续气流受限，可诊断为慢阻肺。在发病机制上有炎症机制、蛋白酶-抗蛋白酶失衡机制、氧化应激机制、其他机制。慢阻肺被认为是一种全球性疾病。一旦患病，呈缓慢进展趋势，后期可影响心脏等多个脏器的功能，成为危害中老年人健康的重要疾病，也是全球死亡率排在第三位的疾病种类。

2. 可能存在的其他病因

根据肺气肿和慢阻肺的生理病理机制，笔者认为除了前面叙述的病因病机，还可能与患病个体的性格特征和心理情绪密切相关。笔者认为气压机制在维持优先保证大脑血供上有重要作用，气压机制发挥作用的个体通过无意识间断或持续的部分屏气来调节鼻息的通畅度，呼吸不畅，进而肺泡内压升高，长期的肺泡内压升高必然影响肺泡表面和间质的血流量，同时肺泡内压升高使肺泡持续扩大，弹性回缩障碍，残存气量及残存气量占肺活量的百分比增加，日久则最终导致通气障碍和血流比例失调。在临床上，经调查询问，大多慢阻肺患者在病前就有性格急躁易怒等特点，因此情绪平和稳定可能也是预防慢阻肺发病和快速进展的方式之一。

3. 防治与调护

慢阻肺的防治与调护重点强调心理情绪，其不但与疾病易感相关，即使患病后，心理情绪干预对COPD患者避免病情快速进展、提高疗效及改善预后均有明显的协同作用。戒烟、就温避寒、避免感冒、保持环境空气清净等也是不可少的有效措施。

五、肿瘤

关于肿瘤篇章的书写，对于一个非肿瘤专业医生来说无疑是一个巨大的挑战。当今世界最先进的肿瘤中心之一纪念斯隆－凯特琳癌症中心主任保罗·A. 马克斯曾如是说："引起癌症的不是一个基因突变，而是成百上千个基因突变；病人体内的肿瘤细胞可以突变，也常常发生突变，而抗肿瘤药物和抗肿瘤疗法却无法'突变'。"所以他得出的结论是：我们已经正在无限接近控制肿瘤这一目标，让肿瘤患者寿命延长、生活完满的目标也可期待，但人们必须接受一个现实，我们永远不可能靠单一药丸治愈肿瘤，要实现"治愈"肿瘤，我们仍然任重而道远。既然关于肿瘤的认识，还有很多未解的秘密，对热爱生命、关爱健康的人来说，必然会特别关注肿瘤领域的研究进展及评判其正确与谬误。

1. 肿瘤的现代研究共识

（1）肿瘤广泛存在于多细胞生物中

比较肿瘤学的起源可以追溯到1802年，美国国家肿瘤研究所建立了一个特殊的"低等动物肿瘤登记系统"，以此作为信息和标本参比中心，从而促进脊椎动物和无脊椎动物的肿瘤发生与相关疾病的比较研究。研究结果证明了肿瘤广泛发生在于多细胞生物中。除脊椎动物外,在头索动物亚门(文昌鱼)、尾索动物亚门(被囊动物)及棘皮动物门(棘皮动物)都发现了肿瘤和类肿瘤;在原生动物门、扁形动物门、腔肠动物门、环形动物门、方格星虫纲、节肢动物门(主要是昆虫)和软体动物中也有发现。在脊索动物门中所有类型的冷血动物(爬行动物、两栖动物、硬骨鱼、软骨鱼、七鳃鳗和盲鳗)以及无脊椎动物28个门中的4门(软体动物、节肢动物、扁形动物、腔肠动物)都发现了肿瘤……此外在其他几个无脊椎动物门也有未经证实的肿瘤样病变,包括星虫动物门、环节动物门和棘皮动物门等。在恐龙的化石中也发现了有肿瘤形成的证据。在植物中,多种环境因素刺激可诱导细胞持续繁殖,导致肿瘤样细胞的过度生长,发现可研究动、植物间及新物种间可传播的肿瘤,并针对其致癌因素的研究,都十分有价值。低等动物肿瘤登记系统负责人哈什巴格(Harshbarger)总结认为,具有特征肿瘤的动物门类数目正在扩大。再后来,他表示已有确凿的证据支持"肿瘤存在于整个进化系统树之中"的观点。

  肿瘤的发病率在不同多细胞生物体中呈现不均匀分布。无脊椎动物中,肿瘤在昆虫和软体动物中最为普遍;在脊椎动物中,肿瘤在哺乳动物中最普遍;在低等脊椎动物中,硬骨鱼类的肿瘤发病率最高,其大多数肿瘤类型能在哺乳动物中发现……基于以上讨论内容和其他数据,比较肿瘤学形成了以下观点:肿瘤可能存在于所有或大部分生命系统中,但在"更高级"的生命形式及进化上更成功的生物体中发生更频繁。因此,作为高级生命形式存在的人类为肿瘤所困也就在所难免了。

(2) 肿瘤是一种古老的生物现象

在生物学领域，肿瘤是被研究得最多的课题。在过去50年间，有超过100万篇相关论文被刊发。也许有人会觉得好奇和惊讶，我们竟然还没有就肿瘤的定义、肿瘤产生的原因和肿瘤如何嵌入地球生命达成共识。人们很少把肿瘤理解为一种生物学现象，而是把它视为一种无论如何也要消灭的疾病。世界上庞大科研资源的大部分都被用于研究如何摧毁肿瘤，然而，标准的肿瘤疗法——手术、辐射和化学毒素几十年几乎未变。除了少数几种肿瘤的患者，大部分肿瘤的患者存活率仅略有增加，或者完全没有起色。关于肿瘤的研究与诊治进展为何离尼克松在1971年向肿瘤宣战以来所预期的战胜肿瘤的目标相差甚远呢？其原因可能是科学家看待肿瘤问题的方式错了。关于肿瘤，最常见的误解，即肿瘤是一种"现代病"，而且主要危害人类。可这并不是真相，肿瘤或肿瘤现象能在几乎所有的哺乳动物、鸟类、爬行动物、昆虫甚至是植物身上找到。

肿瘤在物种间分布如此广泛，这一事实指出了它的古老进化起源。例如，人类和苍蝇的共同祖先可以追溯到6亿年前，而肿瘤易感生物的更广泛类别的收敛点则要追溯到10亿年前。这意味着肿瘤一直伴随着多细胞生物（后生动物），而且这是合情合理的。不言而喻，肿瘤是一种身体疾病，所以说单个细胞患有肿瘤毫无意义。但是，"身体"并非一直存在。在长达20亿年的时间里，地球生命只有单细胞生物一种；大约15亿年前，第一种多细胞生物出现，这个地质年代被称为元古代。生命从单细胞形态到多细胞形态转换，势必带来生命逻辑的根本性改变。在单细胞生物世界里，只有一种命令：复制，复制，复制！从这个意义上说，单细胞生物是永生的。然而，多细胞生物则完全不同，永生已被"外包"给专门的生殖细胞，它们的工作就是将生物的基因传递给后代。同时作为这些生殖细胞的载体，多细胞生物的身体与单细胞生物表现得完全不同，它们终将死亡。单细胞生物向多细胞生物进化是生命的必然规律，是自然选择的需要，也是生命影响和改造自然的需要。当多细胞生物体形成，单个细胞就必须遵从一种"契约"并服从整个生命的需要，这样多细胞生物体适应自然的繁衍能力明显得到增强以免被自然淘汰。

　　肿瘤的发生有两个必不可少的条件：一是正常细胞采取欺骗策略，二是生物体内的监管系统在某处失效。简单来说，肿瘤是体细胞和生物体之间的古老契约被破坏了，每个细胞回到了更原始的、自私的生存状态，即复制，复制，再复制。因此英国保罗·戴维斯认为，肿瘤从无新鲜事儿，相反，它只是盗用了宿主生物的既有功能，其中许多功能都是非常基本和古老的。比如，无限制增殖就是几十亿年来单细胞生命的基本特征。毕竟生命的延续需要复制，而细胞可以在几十亿年间学习如何面对各种威胁和挑战。癌细胞转移是指通常固着的细胞变得可移动，离开肿瘤并扩散至全身的过程。这类似于胚胎发生早期情况，未成熟的细胞通常不会锚定在一个位置，而是以有序的模式出现在各个指定位置。循环的癌细胞倾向于侵入其他器官，这与免疫系统无法使伤口愈合几乎是同时发生。这些肿瘤学家深谙的事实，加上肿瘤在不同阶段的可预测和高效的恶化方式，使得我们相信，肿瘤不是指受损细胞随机杀死正常细胞的情况，而是一种古老的、组织有序的对生存压力的有效响应。总之，他们关于肿瘤的观点是：它不是损伤的产物，而是对损伤性环境的系统响应——一种原始的细胞防御机制。肿瘤是细胞应对恶劣环境的一种方式。它可能被突变触发，但它的根本原因是对应急生存程序的一种古老嵌入式工具盒的自我激活。

  肿瘤是一种默认状态，受到威胁的细胞会运行其古老的核心功能，由此保存它的重要功能，其中增殖是最古老、最重要和最受保护的功能。触发肿瘤的威胁不一定是辐射或化学物质，也可能是组织老化、低氧张力和各种机械压力，包括受伤（甚至是电子干扰）。有很多因素可以单独或共同导致细胞采取它内置的"肿瘤安全模式"。因此，肿瘤是一种返祖现象或者默认的祖先形态，用专业术语来表达：它是一种返祖表型。由于肿瘤深植于多细胞生命逻辑之中，因此它的古老机制得到了很好保存和拼命保护，与它作战注定是一场旷日持久的艰巨挑战。

（3）肿瘤是进化之光

俄罗斯科学家安德烈·P. 科兹洛夫（Andrei P. Kozlov）著有《肿瘤：进化之光》一书，作者遵循"进化上无解的一切生物学都归于肤浅"的格言来探讨人类致死性最高的疾病——肿瘤，认为其在多细胞生物（人类）进化中可能发挥了正向作用的假说。这一观点的提出，在当今肿瘤界让人耳目一新。他认为，许多肿瘤是由遗传或表观遗传决定的，并可能遗传。大部分（或至少相当一部分）肿瘤可能永远不会杀死它们的宿主。肿瘤有很多特性，这些特性可能在进化中被使用，并且确实有很多例子表明了这种作用。很多证据显示肿瘤和胚胎发育的信号通路是有交叉的，同时和肿瘤的分化缺陷有关联，这就表明肿瘤可能参与了个体发育的进化（进化－发育），特别是在个体发育的最后阶段数量会增加。安德烈·P.科兹洛夫相信：肿瘤进程，特别是可遗传的肿瘤，给进化的多细胞生物体提供额外细胞群，用于表达进化出的新基因和构建新颖性形态，因此提出了"肿瘤新功能化介导进化假说"。在渐进进化的不同阶段，肿瘤的生物体种群可能是已建立的生物物种之间的过度形式。

安德烈·P. 科兹洛夫认为，肿瘤新功能化介导进化的假说解释了多细胞生物体中新型细胞、组织和器官起源的可能机制，而不能仅简化为只涉及新基因的起源。作为一种新的科学范式，肿瘤发挥着正向进化作用的理论可能大大拓展了我们对肿瘤本质和影响肿瘤进程可能性的理解。我们应将肿瘤视为个体进化发展的一部分，休眠或平衡状态比其恶性状态更为典型。这就提出了一种与目前尽一切可能杀死肿瘤相反的策略，即将其置于可控的慢性状态的新策略。从长期疗效来看，前一策略只对某些类型肿瘤有效。肿瘤存在均势状态与恶化状态的平衡，这就需要给予更为精细的干预，以促使平衡向均势状态转化。进化基因在肿瘤的表达，可能作为治疗和（或）预防性干预的新靶点。旨在使肿瘤细胞向新方向诱导分化的方法，通过肿瘤获得新的生物功能以及使肿瘤加入生物体的功能网络，有可能在不久的将来成为现实。

上述内容是笔者归纳近年来对肿瘤认识的比较趋同和新颖的观点，已显示出现代科学通过数十年的研究，开始反思过去对肿瘤赶尽杀绝的观点，逐渐对肿瘤认识趋于更全面的认知体系正在形成。但笔者仍感现代的研究和思维范式依旧没有完全跳出过去的圈子，或者说这种认知的改变因付出大量的人力、物力、财力甚至生命的代价后依旧来得太缓慢。

2. 现代认识的困惑

无可否认，肿瘤现代研究中取得的任何一点进步都离不开该领域科学家付出的艰辛努力。我们似乎在肿瘤领域开辟了很多治法和药物，但总体上仍停留在对肿瘤现象的局部处理上。如今，在肿瘤施治者和患者中均留下了肿瘤不能治愈的印象，以致出现谈"瘤"色变。但在现实生活中，我们也经常听说或者亲眼看到，某某患者在某三甲医院诊断为晚期肿瘤，预判离死不远，或被告知术后不放、化疗可能复发率更高，但出乎意料的是，那些放下生活包袱，离开现有生活环境，或旅游，或闲居乡野者，不采取任何治疗措施居然也能活到超出医学预判的年龄。既然肿瘤不能治愈，那么肿瘤病人为何又能自愈呢？人们不禁会问，肿瘤真的能自愈吗？那我们治疗的意义何在？肿瘤的自愈机制在哪里？自愈现象往往会被医生解释为过往的诊断失误，或压根就不相信自愈会发生。不管我们信与不信，人体自愈能力和肿瘤自愈的例子是真实存在的，如果我们的治疗不是从恢复人体自愈机能入手，那无非都是些治标不治本的手段，当然不能治愈肿瘤了。当然我们对未知疾病谈论治愈根本是不可能的，但可能自愈。要治愈肿瘤，我们必须建立更高的认识论体系，深刻认识肿瘤的生长原因、进展逻辑，从恢复人体自愈机制入手，或许才有可能治愈肿瘤，或者可能治愈更多的疾病，从而造福更多人。

中医学素有治病必求于本的最高治法准则，又有：言不治者，未得其术也。笔者认为，肿瘤的出现对于人体来说是一种特别的内生邪气。邪气停留或损伤时间过长，导致机体气血能量下降，即免疫力下降，人体对抗自然界各种损伤的机能下降，同时气血能量下降导致的脏腑功能紊乱、气血运行失常、气血能量分布紊乱、内生邪气积聚等，必然导致人体内环境的改变，内环境改变和或外界损伤均可导致基因的突变增加和组织细胞启动古老的防御机制，即复制、复制、再复制，导致新生组织快速生长以适应新的环境。由于相对以前，被改变的内环境已经更适合肿瘤生长，气血能量的进一步衰减，肿瘤生存环境持续得以强化，因此诱导更多的基因突变和肿瘤的快速增长、转移。笔者认为气血能量亏虚是肿瘤患病的内在根本原因。

当气血能量亏虚和（或）内环境被破坏到一个什么样的程度才能使个体发生什么基因突变，以至逃脱免疫修复，则因人而异，值得现代科学进一步去探究。

运用中医学理论认识疾病能执简御繁，疾病从根本上分为寒性病和热性病，肿瘤也毫不例外地分为寒性肿瘤和热性肿瘤。根据笔者构建的人体气血能量运行和调节分布规律的认识体系，生长在胸腔和腹腔的肿瘤总体以寒性居多，尤其离心血管循环越远的地方，寒性越明显；而分布在咽喉及以上的肿瘤如甲状腺、脑瘤等以热性居多，因气血能量习惯性上行所致。按照"热者寒之，寒者温之"的治疗原则，结合舌、脉、症状进行辨证论治。当然气血能量的运行分布不是完全能靠药物控制的，因此中医药在肿瘤治疗上也有相当大的难度。但是中药有四气五味、升降浮沉之分，正好可以被用来调节机体内环境之寒热，通过改变肿瘤生存的环境来治愈肿瘤，这是值得深入探索和尝试的，或许前景广阔。现阶段，肿瘤之所以不能被治愈或容易复发，可能就与不重视从改变肿瘤生存环境的角度来治疗有关。

3. 现代医学治疗肿瘤的常见手段及利弊探讨

（1）外科手术

外科手术有数千年的历史，但肿瘤手术的时代实际上可以追溯到19世纪中期有效麻醉出现，外科手术由此从孤注一掷、鲜血淋漓的可怕紧急截肢，发展成为可受控制的解剖。移除肿瘤的手术是肿瘤治疗的支柱之一（此外还有放疗），尽管药物治疗已有进步，在可预见的未来，情况似乎仍然如此。随着外科手术技术的日益微创化发展，无需大切口便可进行，老弱患者可以接受手术，术后完全恢复正常功能的康复时间较短，对患者群体更具有吸引力。笔者认为，外科手术运用在原位肿瘤或危害脏腑重要功能的特殊部位肿瘤，可以迅速减少肿瘤或挽救患者于危急之间，延长患者生存时间，为后续治疗赢得时间，这些都是不可否认的优势。但手术不可避免地会导致患者在术后一段时间内气血能量的过耗、脏腑功能的紊乱、手术留下的终身的后遗症、手术诱发肿瘤的转移可能等。相对治愈肿瘤和挽救生命来说那是微不足道的。如果术后的患者能接续接受改变患者肿瘤生存环境的调治，标本兼治，那无疑对患者的康复、治愈或减少复发来说是更有裨益的。

（2）放射疗法

放射疗法是19世纪发明治疗肿瘤的另一项技术，其应用势头在 21 世纪依然强劲。1895 年，伦琴的重要观察为现代放射疗法奠定了基础。人们很快意识到 X 光传递了能量，而这种能量有望用于治疗和成像，治疗和成像的技术在过去一个多世纪里逐渐完善和提高，如今已经是现代肿瘤疗法的关键组成部分，与外科手术合称为最有效的治疗方法。随着放疗技术的发展，通过用细胞成像来整合治疗的实施，现代放疗可以做到非常精确的定位，这减少了对肿瘤附近重要器官的损伤。放疗的副作用主要有两个方面：一方面损伤皮肤、消化道内膜和口腔等结构，效果可比晒伤，严重程度取决于吸收的剂量。感受的效果取决于治疗的部位，可能会包括低位肠道治疗引发的腹泻，或口腔溃疡、脱发，以及接受治疗的皮肤部位颜色变化等等。另一方面，副作用体现在肺脏和肾脏等实体结构上，对这些器官的治疗几乎没有即时的效果，但如果超过了临界剂量限制，被照射的组织会逐渐失能。因此靶位肿瘤附近的重要器官接受的剂量就成为放疗实施的关键，为了治疗肿瘤，一定的毒性是值得接受的，显然存在一个破坏大于收益的临界点。另外放疗作为一种射线，在治疗肿瘤的同时也应关注其致癌效应。

（3）激素疗法

尽管如今化疗在肿瘤药物疗法中占据主导地位，但首个药物治疗肿瘤的成功确是一种基于激素的药物疗法。典型的例子就是男性前列腺癌和女性乳腺癌治疗的药物。尤其是雌激素阻滞剂他莫昔芬，挽救的生命大概比其他任何抗癌药物都多。

（4）化学疗法

如果请大众说出与肿瘤治疗关系最密切的药物种类，他们一定会说是化疗药物。

化疗药物即涵盖了大量不同药剂，来源十分广泛，从抗生素和植物提取物，再到基于 DNA 人工合成的化学制剂，所有这些药物都会干预细胞分裂机制，并且由于很多组织都有正常的分裂细胞，因而会导致恶心与呕吐（一部分原因是消化道内膜遭到破坏，另一部分原因是大脑受到了直接影响）、脱发（对毛囊的破坏）等典型副作用，以及感染的风险（抵御感染所需的白细胞的产生遭到破坏），以至于我们都十分熟悉与"肿瘤"作战的光头患者形象。在发达国家，化学药物治疗得到的资金支持甚至远远超过手术和放射疗法。

笔者认为，既然很多化学疗法都是为了缓解肿瘤症状，因而生活质量是重中之重。如果因化学疗法使生活质量很差且带来其他严重不适症状，延长生命又未可知，那化疗受苦的意义何在。

（5）单克隆抗体

抗体是动物体液免疫防御的关键组成部分。每个抗体都由一个恒定区和可变区组成。可变区负责把抗体与其目标结合起来。抗体的正常功能就是与入侵有机体的感染物（病毒、细菌等）结合。接触到新的感染有机体后，机体否认白细胞将其识别出来，并选择最能粘住入侵者并令其失能的具有抗体可变区的细胞（淋巴细胞）。相关细胞的大幅产生、增加，随之增加了能与入侵者结合的抗体产量，并清除或杀死入侵者。免疫系统的进化是复杂多细胞生物有机体生存所必需的关键演化步骤之一。

1970 年，抗体技术得到发展，人们可以通过制造与肿瘤细胞等"人造"目标相拮抗的抗体来利用免疫系统能力。这些人工设计的抗体被称作单克隆抗体——由单一细胞克隆而来的抗体——可以粘在几乎任何被选中的靶位上。通过选择肿瘤细胞上的靶位，这些天然的分子既可以通过连接放射性化学物质来帮助成像，又可以凭借自身的能力进行治疗。

单克隆抗体首次面世时，人们以为它将成为治疗肿瘤的"灵丹妙药"，可以为每一种肿瘤量身定制，从而根除各种肿瘤。很遗憾，事实上还不能做到药到病除。30多年后的今天，有越来越多的单克隆抗体进入临床使用。著名的曲妥珠单抗（赫赛汀），在应用于HER2阳性的乳腺癌患者中，可以观察到肿瘤缩小，延长了患者的生命。但事实上，大多数患有HER2阳性的早期乳腺癌女性，只需接受手术、放疗和化疗，前景已一片光明。那么使用单克隆抗体的高昂费用又引发了人们新一轮的激烈争论——挽救一个生命，花费多少钱才是合理的呢？

（6）靶向分子治疗

在人类科学家跨国合作背景下，2003年第一份完整人类基因组序列图完成了，它被誉为普通生物学尤其是医学领域的"变革者"，曾被认为会给攻克肿瘤带来希望。尽管这一里程碑性质的成就的重要性不容轻视，但人们很快认识到，只知道完整的基因组细节还不足以"解释生命"，它也只是为治疗肿瘤的微观领域多提供了一种手段而已，依旧不能治愈肿瘤。

DNA革命和整个人类基因组测序一直承诺其会带来更好的药物，随着越来越多的基因被克隆，为异于正常细胞的肿瘤细胞基因绘制图谱指日可待。一旦识别了某个关键基因，随后便可设计出以这种异常基因为目标的药物，或说以关联的蛋白质产物为靶子。最终攻克肿瘤。如上所述，靶向疗法的一种方式是使用抗体。另一种方式促成了大量新药问世，那就是制造干预功能的化学物质，无论干预的是异常蛋白质本身的功能，还是细胞中同一路径上某个其他部分的功能。前一种策略的第一个或许也是最好的例子，就是白血病药物伊马替尼（格列卫），这种靶向小分子疗法的一个特点是短期内非常有效，与化疗药物相比副作用较低，但一般也不会治愈，耐药性随着时间的推移不断升高，一旦更多的基因突变带来相关功能蛋白改变，但是治疗的药物不能"突变"性的研发出来，最终复发恶化势不可挡。

上述现代医学的主要治疗模式，除肿瘤早期外科移除能治愈外，其余的治疗措施似乎延缓了患者生命，但昂贵的医疗费用和药物不良反应导致很多患者和家庭难以承受，最后还是不得不接受早死、人财两空的现实。笔者困惑的是，人与人在患病后的预后差异性，凭什么说中晚期肿瘤经过过度的治疗后平均寿命是延长还是缩短了呢？如果一些中晚期肿瘤患者未出现危及生命的情况，我们是否应从新考虑痛苦少、花费低、生活质量更高的综合性治疗手段呢？如果患者生存时间足够长，为何我们不建议他们抓紧时间去接受一些可以改变肿瘤患者内环境的措施呢？那些停留于处理疾病表象的花拳绣腿已经模糊了世人的眼光和心智，以至于我们忘却了寻找一招制胜和治病必求于本的初心。

4. 理想的肿瘤治疗模式展望

依照现有的医学理论认知和方法，肿瘤被治愈，需要多学科的交叉，并组建专业团队来讨论不同阶段的治疗决策，可能更符合肿瘤作为慢性疾病的治疗管理模式。正如中国科学院院士杨焕明说的那样，本质上"肿瘤是一种基因病"，之所以难治，缘于"肿瘤是一千种疾病"的集合，人类对此知之甚少。所以团队作战，才能在人类战胜肿瘤的战役中增加获胜的可能性。

（1）治疗专家团队

治疗专家团队就是指现代治疗模式的专家团队组，包括外科医生、放疗医生、化疗医生等，以科学手段解决肿瘤病灶，消除和或解除肿瘤对重要的器官的压迫、梗阻等致命性危害。

（2）心理学团队

心理学团队主要的职责是帮助患者走出患病的阴影，提高对肿瘤的认知，同时指导生活环境中的家庭成员给予患者的身心关怀和宽松自在的生活氛围，给予更多的爱心，减轻患者焦虑恐惧的心理状态。

（3）营养团队

为患者提供专业的营养建议和饮食指导，既防止营养不良，也防止营养过剩。

（4）康复团队

提供适当的体能锻炼教习和教会患者发挥自己的艺术表达能力。年龄改变不了我们表达情感的需要，艺术表达为每个人的身体、心理、情感和精神疗愈提供了一块净土。作品没有好坏，没有对错，没有评价，随着潜意识流淌，在艺术的疗愈中，每个人看到了自己，也都变成了艺术家。

（5）中医专家团队

中医学对肿瘤的认识有多种观点并且有治愈的例子，但在认识上比较宏观和笼统，不易被科学所理解，即使治愈了部分肿瘤患者，也说不清是药物治愈，还是患者抓住最后一根救命稻草后持续坚守的信念乃至迷信而获得的一种自愈。如果是药物治愈，那么中药治愈肿瘤最核心的机制又是什么？也许两种机制都在发挥作用，只是在不同的患者中，发挥主要作用的侧重各不相同。信念具有重要的心理调节作用，利于心神的稳定。从药物治愈的角度来解释，中药分为四气五味，即寒、热、温、凉和酸、苦、甘、辛、咸，正是因为的中药的四气五味奠定了中医治愈肿瘤的科学性依据，即利用中药的性味偏性纠正肿瘤患者身体内环境的偏性，改变肿瘤生存环境从而治愈肿瘤。这就好比人感觉热了需要凉爽的环境，冷了想晒太阳获取能量的道理一样，使内环境达到平衡或人体与外环境达到平衡。中药材来源万千，现有的动、植物，在科学还未诞生的年代，"造物主"早已设计好了自然界生存法则的生克制化规律，好比有矛就有盾，有盾就有矛一样，其中蕴含了"环境能致病，环境也能治病"的大智慧。时至今日，人们似乎更相信科学改造环境的能力能为人类带来福祉，却忘了敬畏自然规律、尊重自然规律、运用自然规律一样可以疗愈疾病。事实上，如今在很多领域，科学也日益显现出它的局限性，并不能单靠科学解决人类的终极问题——生与死，健康与疾病、痛苦与快乐亦是自然规律。

正如前文叙述的那样，肿瘤相对于人体来说是一种邪气，是邪气停留或损伤时间过长。原因可能是人体总的气血能量的亏虚，导致机体气血能量下降，即免疫力下降，人体对外抵抗自然界各种外邪损伤的机能下降，同时气血能量下降导致的脏腑功能紊乱、气血运行失常、气血能量分布紊乱、内生邪气增多，必然导致人体内环境的改变，内环境的改变导致基因的突变和新生组织生长。由于相对以前被改变的内环境已经更适合肿瘤生长，气血能量进一步衰减，肿瘤赖以生存的环境持续得以强化，因此诱导更多的基因突变和肿瘤的快速生长和转移。笔者认为气血能量亏虚、内生邪气增加致内环境改变是肿瘤患病的根本原因。

肿瘤患者在经过现代治疗团队的治疗后，同时接受中医药对人体内环境不适、气血能量亏虚、气机瘀滞的干预。中华民族数千年农耕文化的传承，中医药的天然性、来源广泛性、良好耐受性、药物气味性，正好可以发挥调理人体内环境的良好性能，进而为治愈肿瘤增添新的治本之法，这在理论上和实践中是可行的。

5. 调护与预防

关于肿瘤的预防，专家们有长篇累牍的讲述。笔者简单地归纳如下：心态好（知足少欲），少熬夜（睡眠好），有氧运动，防止肥胖，保护内环境。如果我们不幸患了肿瘤，请一定不要恐惧、焦虑和埋怨上天不公，否则会大大增加被吓死的概率。从生命规律看，生、长、壮、老、已，是每一生命个体都不能避免的自然规律。肿瘤是一种慢性疾病，就如肥胖、高血压、糖尿病等一样，也是部分生命不可回避的现实。人在死之前即使不患肿瘤，也可能患其他慢性病，这是自然赋予每个生命个体的必然过程，我们何苦要抱着"祛癌务尽"的执着呢？如果你怀着这种执念而不知回头，难道不正与肿瘤细胞顽强不受限制增长的特质相似吗？肿瘤并不是想夺走我们的生命，它可能爱我们甚深，想和我们合为一体，让我们成为它或者它成为我们。要想战胜肿瘤，我们需要一颗伟大而坚强的心。

第三章 健康维护

谈健康维护之前,我想把人类对生命和生命现象的自我认识历程做一个简单的回顾,或许更有利于我们对健康和健康维护有深层的理解。

第一节 生 命

人类作为生物中拥有高级灵魂群体,是生命的最高级形式,从来就不缺乏哲学家、生物学家、物理学家等对生命的最高等级——人类的来源、形成、走向产生浓厚的兴趣,他们从不同维度对生命和人类提出了当时引人注目的观点,激发越来越多后学者继续探秘的兴趣。笔者作为21世纪的中年人,吸收了现代科学飞速发展带来的新认识,融合了中国古代哲学的典型代表中医学的整体观,从大量的临床中利用望、闻、问、切四诊,结合自身对生命现象的感悟等,形成这部分文字,以表达对过去接触生命、好奇生命、感慨生命、领悟生命及生命维系的一种敬意。

一、人类对生命的认识

1. 中华文明对生命缘起的认识

中华文明大约有 5000 年,有文字记载约 3000 年,2000 多年前,集中国朴素哲学思想、天文、地理、人文、养生保健、医疗救治之大成者——《黄帝内经》诞生,其中对人的认识有如下记载:"天覆地载,万物悉备,莫贵于人,人以天地之气生,四时之法成。""夫人生于地,命悬于天,天地合气,命之曰人。""黄帝问于岐伯曰:愿闻人之始生,何气筑为基,何立为楯……岐伯曰:以母为基,以父为楯……""黄帝问曰:何者为神?岐伯曰:血气已和,荣卫已通,五脏已成,神气舍心,魂魄毕具,乃成为人。"以上不难看出,中国古代哲人对人体生命的诞生主要有两个方面的因素,第一是父母的交媾,两精相搏,神生;第二是人生成后有赖于天地赋予的自然环境,包括氧气、食物原料的供给等。《内经》的生命观至今仍是指导中华民族子子孙孙养生保健的基本原则,也同样适合于全人类。

2. 古希腊文明对生命的认识

公元前 400 年,古希腊伟大的医学家希波克拉底创立了自己的医学理论,即体液理论。他认为,人体有四种液体,即血液、黄胆汁、黑胆汁和黏液,这四种体液的流动维系着人的生命。它们相互调和、平衡,人就健康;如果平衡破坏,人就生病。体液理论成为西医的基础。古希腊文明对生命的思考更多侧重对于生命存在意义的思考,例如古希腊著名哲学家、思想家、教育家苏格拉底说:"我只知道一件事,就是我什么都不知道;这个世界有两种人,一种是快乐的猪,一种是痛苦的人。做痛苦的人,不做快乐的猪;未经审视的人生不值得度过。"古希腊哲学集大成者亚里士多德说:"人生最终的价值在于觉醒和思考的能力,而不只在于生存;每天反复做的事情造就了我们,然后你会发现,优秀不是一种行为,而是一种习惯;幸福是把灵魂安放在最适当的位置。"不难发现,希腊文明对生命体液组成和对生命意义、心理精神的多视角思考,形成了对生命比较完整的认识。

3. 现代科学对生命的认识

1943年2月,物理学家埃尔温·薛定谔在都柏林圣三一学院发表题为《生命是什么?》的系列演讲,他提出一个问题:"发生在生物体空间边界内时空事件,如何用物理学和化学来解释?"换句话说,生物体令人困惑的属性最终能否被还原为原子物理学或其他事物呢?薛定谔提出的这个问题很重要,因为生命要从无序中产生有序,并遵循热力学第二定律,就必定存在分子实体。该实体能够以某种方式为形成生物体编码指令,同时其本身要足够复杂,以嵌入大量的信息;此外,它还要足够稳定,以对抗热力学的降解效应。现在我们知道,这种分子实体就是 DNA。紧随其后,科学家阐明了 DNA 结构,破解了遗传密码并将进化论与遗传学整合起来。以至于很多科学家都采纳了一种还原论,认为生物体那些令人惊讶的性质最终似乎可以单靠原子和分子物理学来解释,而无须借助任何全新的理论。但薛定谔本人并不那么乐观,他写道,"……尽管目前所知,生物体还没有摆脱'物理规律',但它有可能涉及我们迄今尚未发现的'其他物理规律'……"

当代英国物理学家保罗·戴维斯在其著作《生命与新物理学》中也有与薛定谔类似的观点,他认为生物体清楚表明了更深层次的新物理学原理的存在,并且我们正处于揭示和利用这些原理的临界点。笔者知道他说的是一种信息,并将物质与信息、整体与部分、简单与复杂交织起来阐释生命。

4. 钱学森对人体科学的论述及贡献

中国现代著名的科学家钱学森晚年也对生命科学产生了浓厚的兴趣,曾著《论人体科学》一书。他认为:中医的理论完全是宏观的、整体的理论,它没有分析,没有深入到人体的结构、各部位、细胞和细胞以下,所以它的优点是整体观,但它的缺点也是仅仅有整体,就整体论整体;西医源起和发展于科学技术的"分析时代",也就是为了深入研究事物,把事物分析为其组成部分,一个一个认识。这有好处,便于认识,但也有坏处,把整体的东西分割了,西医的毛病也在于此。其实这一缺点早在一百年前的恩格斯就指出了,后来被科技界认识到,要恢复"系统观",有人称为系统时代。人体科学的方向是中医,不是西医,西医也要走到中医的道路上来。人体是一个开放的复杂巨系统,复杂巨系统是有结构的,而且有不同层次,每个层次又有自己的特点。层次之间不是割裂的,下面的层次综合起来可以得到上面一个层次的性质。要研究层次间的相互关系需用系统学的观点,从一个层次到另外一个层次飞跃,不是简单的延伸,是量变到质变;研究人体科学,还原观是不够的,要用系统论和系统观。人也是由很多层次组成的,人体科学特别要抓住人的整体这个层次,特别是神经系统和人脑控制下的这个体系。至于下面的层次我们可以借助生物学，唯有这个体系生物学不行，因为其他的动物没有，达不到人的一个高度。我们说将来的科学革命，要从微观一直到整体，把它连起来；中医、气功、人体功能是联在一起的，孕育着人体科学最根本的道理，并不是神秘的，而是同现代科学技术最前沿的发展密切相关的，它们本身就是科学技术的重大研究课题。气功是中医理论、气功和人体功能这三者的核心，而中医理论、气功和人体功能又是开展人体科学的钥匙。我们要搞的中医现代化，是中医的未来化，也是21世纪我们要实现的一次科学革命，是地地道道的尖端科学。

　　钱老已经用系统思维对中医和西医做了精辟的点评，也对未来人体科学突破方向给予了大胆预测，远远走在西方的前面。尤其是，他强调"人体科学特别要抓住人的整体这个层次，特别神经系统和人脑控制下的这个体系"。笔者认为这是钱老对人体科学重大的贡献，他看到了阻碍人体科学发展的关键问题所在并为人体科学的研究指明了方向，限于钱老不是从事具体医学科学研究的，缺少现代医学对人体结构的知识，而同时代那些具有现代医学知识的科学研究者又缺少钱老的系统认识体系，最后在人体科学的研究中没有取得关键性突破，以至于后来沦为被人诟病的话题。在此要为钱老鸣冤叫屈，应正视其对人体科学的贡献和伟大的预见性。笔者正是在钱老系统科学的指引下，接续钱老提出的未解之谜和殷切期盼，把人体各系统用物理学宏观原理进行整体串联，从人脑（心理精神）和人脑控制下的这个体系（躯体功能）的人体最高层次来解释生命整体的运行规律，开启人体科学研究新时代。

不可否认，西方和东方伟大的物理学家对生命的认识都做出了巨大贡献，但把人体作为一个整体的生命，认识其运行的物理逻辑或原理，要么缺乏系统思维，要么缺乏系统结构认识，只在揭秘的边缘徘徊，进展不大。笔者认为，解密个体生命现象的整体维系与运行，运用好能量原理、热力学定律、万有引力定律、流体力学和气压原理等理论可阐释个体生命现象得以维系的原理。当然对人体认识进展不大不能责怪物理学家，因为他们毕竟不是医学家，他们缺少了对人体物理结构精细了解，否则，破解人体宏观工作原理和生命维系机制的重大发现肯定属于那些伟大物理学家是毫无疑问的。

二、生命及生命现象

1. 生命的定义

生命的定义：具有能量代谢功能，能回应刺激及进行繁殖的开放性系统。生命来自能量：能量→植物、微生物、动物等。生命个体都要经历出生、成长和死亡。生命是以繁殖为目的，以自发熵变为具体方式的进化和适应过程。宇宙哲学认为生命自发重演于现在的合律宇宙精神。生命的生物学定义：生命是由核酸和蛋白质等物质组成的分子体系，它具有不断繁殖后代以及对外界产生反应的能力。首先生命来自能量，然后才有生命的外在功能表现，因此能量是生命体最核心最本质的特征，故关于人类生命和健康的研究应以能量为中心，以功能表现为突破口进行，不应过度关注功能现象而忽视能量这个核心，这个主次应该明确。医学的主要目的是恢复功能来维护能量的充盈和避免无故流失。关于生命，生物学的定义显然无视能量这个前提而过度关注其分子基础和功能外相，恰恰显示出其认识生命的局限和由此理论指导下医学的狭隘。

2. 生命现象

生命现象的本质是新陈代谢，生殖和遗传也是重要特征。一个细胞分离为两个完全相同的细胞，按照自己的模样复制出相同的"产品"，把自己的特性遗传给下一代，这是生命的特点。个体形态发育是精确的、严密的，外界因素条件能够阻碍生物结构的发育，但不能支配它或指导它，也不能预先给出这个生命的组织图式，这叫作形态发育的自主性和自发性，并且生命还具有把自身结构的大量信息遗传给下一代的能力，这叫作遗传的不变性。当然这种不变并非绝对，从世代交替的长期历史来看，生命是进化的，从简单的原始生命发展到现在地球上几百万种不同形式的生命。

生物的基本特征可以归纳如下：①除病毒等少数种类外，生物体都是由细胞构成；②生物体都有新陈代谢作用；③生物体都有生长发育现象；④生物体都有应激性（对外界刺激如光、水等有规律的反应，如植物的向阳性、向地性、向水性、向肥性，动物的趋利避害行为）；⑤生物体都能生殖发育；⑥生物体都有遗传和变异的特性；⑦生物体都能适应一定的环境，也能影响周围环境；⑧生物体的生命是有开始和结束的，能与其他生物相处。

3. 人类生命现象

说到人类生命现象，医学上最容易想到是呼吸、体温、脉搏、血压四大生命体征。呼吸代表躯体与外环境的气体交换，包括吸入氧气和排出二氧化碳；体温是代表躯体能量在某一时刻的状态；脉搏代表心脏泵功能和血液循环的功能状态；血压代表躯体在某一时刻维持人体基本能量运行需要的血管压力值。可笔者最想说明的是人类生命现象中的睡眠现象，下文将对睡眠现象及其对人体的意义做深入讨论。

（1）睡眠现象

对于睡眠现象，人们并不陌生，因为人的一生中有约 1/3 的时间在睡眠中度过，它是人类最重要的生理现象，是食和色的前提，是人体健康的根本保障。纵观近年对睡眠的研究，大都集中于对睡眠本身的观察（如用多导睡眠仪监测睡眠质量）、睡眠与梦的关系等，可能研究者自身的睡眠状况都是一塌糊涂。这样的研究似乎想去证实患者是否在说假话，当患者说他睡眠不佳或失眠时，身心痛苦，我们通过监测告诉他，你的总睡眠时间可能是充足的，还有好几小时的深睡眠，但患者因睡眠不足或质量不佳带来的身心痛苦症状研究者并不能感受到，也就是说患者的需求和研究的方向是不一致的，常常不能给患者带来什么佳音。可喜的是，随着生活生平提高，人们越来越重视对睡眠的研究了。1963 年，美国斯坦福大学设立了世界上首个正式的睡眠研究机构——斯坦福大学睡眠研究所，并于 1989 年编写出第一本睡眠医学教科书，据说目前全美国的睡眠诊所数量已经有 2000～3000 家。1994 年中国也成立了中国睡眠研究会。后续又成立了中国睡眠研究院，其以浙江大学医学院和浙江中医药大学为医学技术依托，期待中西医合璧研究出更大成果。

睡眠是高等脊椎动物周期性出现的一种自发的、可逆的静息状态，表现为机体对外界刺激的反应性降低和意识的暂时中断。睡眠是身体内部的需要，是一种主动过程，是一种无意识的愉快状态。睡眠时间的长短和质量因人而异，婴幼儿常常睡眠时间长、睡眠质量高，随着年龄的增长，面临生活环境的压力、夫妻关系状况、自身气血能量的盈衰等，出现睡眠时间缩短、质量变差、多梦等。如长期睡眠障碍得不到纠正，会出现身心症状，甚至焦虑、抑郁等，进一步出现气血能量的亏虚，免疫力下降，自身内环境失衡，此刻易感外邪而患感染性疾病，也会因长期自身内环境的破坏发生代谢性疾病，如肿瘤等。

①睡眠生理

睡眠，是我们最重要的精力恢复来源，与传统认识不同，现在已知睡眠并不是休眠，睡眠中我们的大脑依旧忙碌。在记忆处理方面，睡眠中某些脑区甚至比清醒时更忙碌。记忆处理主要发生在深度睡眠阶段。同时，人类睡眠质量也首先取决于深度睡眠的时间和质量。

脑电图的发明为人类睡眠研究打开了一扇窗。虽然目前有更多技术可以用于睡眠研究，但是脑电图记录的脑电活动仍是最重要的信息来源。以脑电活动为基础，将人类睡眠分为四个阶段（传统上曾经分为 5 个阶段，2007 年美国睡眠研究所将第三和第四阶段合并为新的第三阶段）。

第一阶段，开始进入睡眠。人开始进入昏昏欲睡状态，如果没有受到干扰，身体会逐渐放松，肌肉的紧张感慢慢消失。在这一阶段，如果受到一些刺激，哪怕是很小的刺激我们也能惊醒过来，就是俗话说的"打了一个激灵"。有些人在这个阶段还会体验到手脚突然踏空或放空的感觉，称为入睡抽搐，一种很常见的生理现象。这个阶段仅历时几分钟。

第二阶段，正式进入睡眠。这个阶段我们的意识已经大部丧失，失去了时间概念。身体完全放松，呼吸、心跳逐渐变慢，体温降低，意识与外界的联系逐步断开，却仍然没有完全切断，稍微强一些的刺激仍然能把我们唤醒。这个阶段通常历时 30~45 分钟，占据一个睡眠周期的一半左右的时间。

第一、二阶段又合称浅睡眠阶段。

第三阶段，脑电波越来越慢，以慢波为主，因此也称为慢波睡眠阶段。这个阶段，心跳、呼吸、血压、体温和人体整个代谢都降到一天中最低的水平，意识几乎完全与外界断开，很难被唤醒。因此，也称深度睡眠阶段。这个阶段通常持续25~30 分钟。深度睡眠阶段，大脑的气血能量处于接近零消耗的状态。

第四阶段，脑电图上表现以快波为主，眼球快速闪动（主要以左右移动为主）。因此，也称快速眼动（REM）睡眠。一般持续 5~20 分钟。

睡眠通常依次经过以上四个阶段称为一个周期，以通常每晚 8 小时睡眠来说，每个周期历时 90~110 分钟。每个夜间的睡眠可以经历 4~5 个这样的周期。前半阶段睡眠周期中深睡眠时间更长，而后半阶段浅睡眠和 REM 睡眠时间更长。

②睡眠对人类的意义

很多时候，我们总在惊异于儿童超强的记忆能力：看上去他们并没有专注于学习，却在不知不觉中学会并记住很多东西。这种"神迹"，孩子们是如何做到的呢？从 20 世纪 90 年

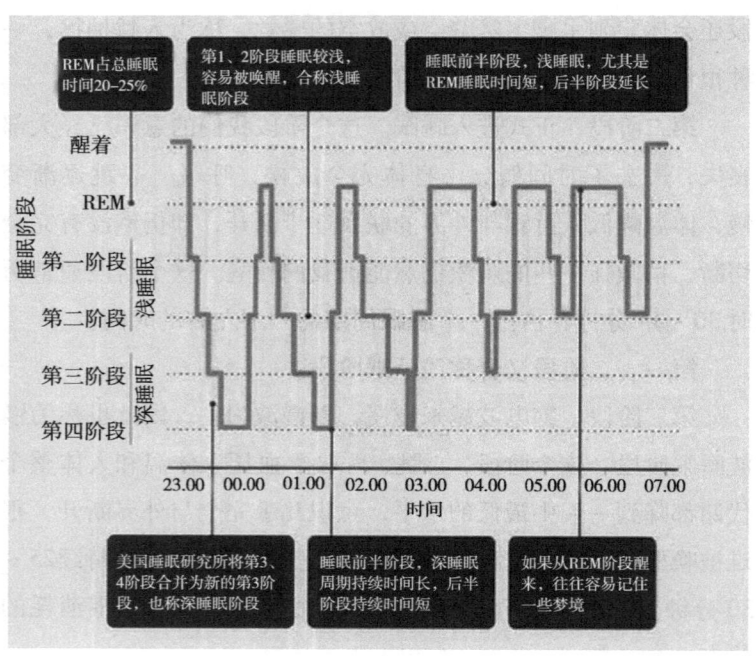

图 3-1 人类睡眠阶段

代开始,科学家们逐渐发现其中的秘密,原来记忆处理更多的是在睡眠中进行,尤其是在慢波睡眠中。而孩子们的慢波睡眠相对于成年人明显更长。起初,发现这种记忆处理主要在 REM 睡眠进行,后来发现慢波睡眠即深度睡眠更为重要。

现在认为,睡眠中的记忆处理主要在深度睡眠阶段,由海马体和相应脑区共同完成,海马体在记忆处理中居于核心地位。海马体对于记忆的处理并非被动储存那么简单,而是像我们的电脑一样,将白天学习中储存在硬盘(相应脑区)中的凌乱记忆取出,由海马体加以重新编码归档后整理储存。深睡眠的长短对于学习和记忆能力具有重大影响。研究发现,儿童

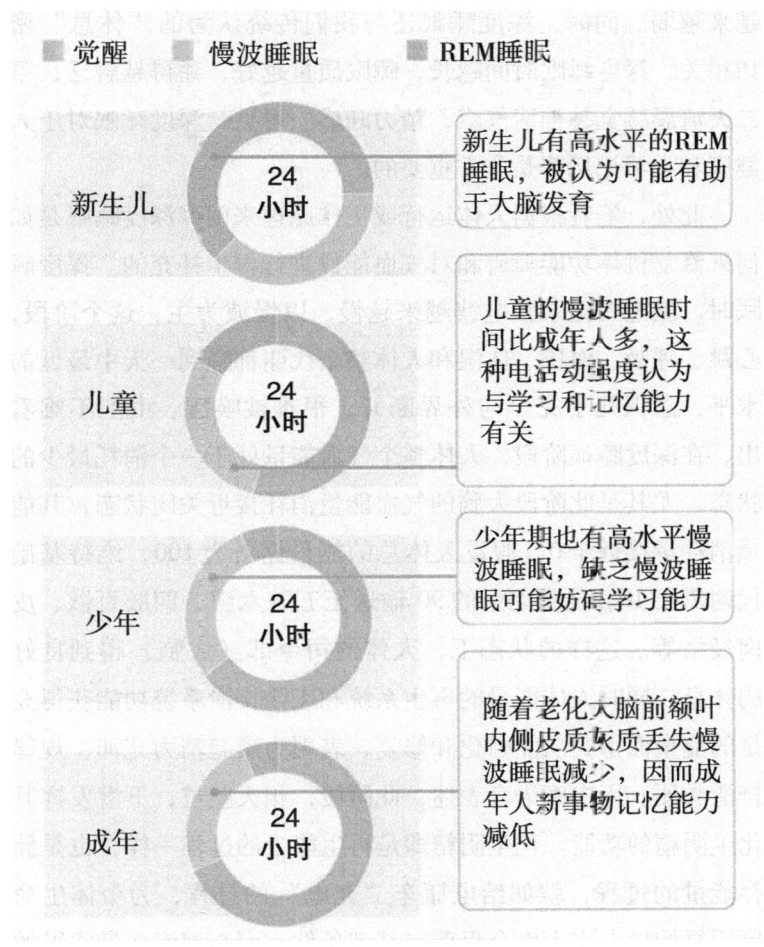

图3-2 人类各阶段睡眠特点

和少年期深度睡眠时间最长,这可能就是孩子们拥有更强的学习记忆能力的秘密。随着年龄的增长,大脑前额叶内侧皮质灰质丢失,慢波睡眠逐渐减少,因而成年人对新事物记忆能力也越来越弱。同时，深度睡眠还与我们传统认为的"休息"密切相关，深度睡眠时间越长，睡眠质量越好，睡得越解乏，第二天清晨感觉越神清气爽，精力旺盛。可见，深度睡眠对于人健康和学习记忆都是非常重要的。

　　此处，笔者根据人体运行或工作原理来阐释深度睡眠是如何来修复机体功能障碍和对气血能量进行再生补充的。深度睡眠时，脑电图记录脑电波越来越慢，以慢波为主，这个阶段，心跳、呼吸、血压、体温和人体整个代谢都降到一天中最低的水平，意识几乎完全与外界断开，很难被唤醒。由上不难看出，在深度睡眠阶段，人体整个气血能量处于一个消耗最少的状态，尤其是此阶段大脑的气血能量消耗接近关闭状态，其能量消耗量接近于0，假设人体总的能量储备为100，维持基础代谢需要10，能量剩余的90输送至五脏六腑、四肢百骸、皮肉经络等。这样的状态下，人体的司令部（大脑）得到良好的休息，同时人体能量的再生系统和废物排泄系统功能获得充足的能量而得到功能强化和修复，表现为晨起精力充沛，规律排泄粪便。用中医语言表述，此阶段，相火归位，下潜发挥其化生阴精的功能。化生阴精即是再生能量的过程一样，也是储存能量的过程，就如给电瓶车"充电"的过程，为个体生命周而复始地走完人生全程奠定基础条件。而心理疾病最常见的表现就是睡眠深度不足，或时长不够，导致气血能量灌注五脏六腑减少，影响能量再生。

　　日常生活中，我们常常说，"困了，想睡觉"。此时我们并非只是躯体劳累了想睡觉，而是大脑也犯困了，气血能量供应不足，此时常常通过打呵欠的方式，释放气压来诱导睡眠，以达到快速入睡。一天劳累的工作，躯体疲惫，其实大脑更累，因为大脑处于受动脉持续供能的压力、代偿引发的静脉回流阻力增加导致颅内静脉压升高、头皮肌肉软组织酸僵不适及供能匮乏等多重因素的影响。简而言之，想睡觉的需求既有躯体的劳倦，也有供能的匮乏，双重原因所致。良好的睡眠是人体发挥自我调节和修复补充、让身心恢复活力的重要生理机能，对保障人体健康极为重要。

（2）做梦现象

做梦大概可以算作人类最为普遍的经验之一。梦就像人类清醒意识生活的镜像对应物，无论古代人还是现代人，无论是以狩猎为生的部落之子还是现代化世界中奔波的城市居民，只要是有意识的存在者，就不可避免地会面对自己的梦境。对于每个个体而言，梦可能是除死亡之外最为本己的体验：我们可以很有把握地说，很少有两个人会做完全一样的梦，并且我们完全无法控制梦的来临及其内容，甚至对梦的记忆。弗洛伊德在《梦的解析》中说道："在可以被描述为前科学的时代，人们不难对梦找到一种解释。当他们醒后记起一个梦时，便把它看作是上苍的力量——恶魔的力量和神灵的力量所给予的善意或恶意的表示。当自然科学的思想模式开始兴盛时，这一切巧妙的神话便都转变为心理学，而现在，在受过教育的人们中，只有极少数人怀疑梦是梦者自己头脑里的产物了。"关于人类做梦的普遍性和内容的复杂性以及梦发生的机制原理不是笔者讨论的重点，但对人体身心健康的影响才是兴趣所在。

①梦的产生

人在入睡时，脑细胞也进入放松和休息状态，但有些脑细胞没有完全休息，微弱的刺激就会引起他们的活动，从而引发梦境。刺激的来源可能源于心理和生理。正如弗洛伊德说："梦是欲望的满足。"他进一步解释道，梦中象征的景象是一种强烈的、无意识的、被压抑的愿望的符号表达。因为这些愿望包含许多种被禁止的愿望，它们以伪装的形式出现。在梦里有两股力量：愿望和抵抗愿望的审查。审查将隐藏梦的内容，即潜性梦境转化成显性梦境，称这种歪曲过程为梦程。显性梦境是可接受的版本；潜性梦境代表深灰和个人不能接受的但是真实的"未剪辑"的版本。尽管现代研究者没有发现支持他关于梦的解析的证据，但也没有人发现一种更新的并为大众所接受的释梦理论。正如人类其他难解之谜一样，对于梦我们仍有着许许多多不解之处，尽管它的研究已有很长历史，我们相信正在日益逼近真理，虽然目的地很远。

　　现在的研究表明，其实人每天都要做4到6个梦，即使你觉得你没有在做梦，其实你已经做过梦了，只是你不记得而已。也许很多人都有同样的印象，就是有的时候你所做过的梦，醒来后就什么都不记得了！人每天在无意当中都会接收到大量的信息，包括触觉的、视觉的、嗅觉的、味觉的、听觉的，当然你可能没有在意过，但其实这些信息都被大脑所记录下来了，然后到晚上睡觉的时候，大脑就会把这些零碎的信息全部拿起来"整理"，把没有用的去掉，把有用的留下来。而在这个"整理"的过程中就会产生一些图像一样的片段，甚至会产生一些感觉，从而就会形成"梦"！这是目前对于梦从科学的角度最通俗易懂的解释。

　　研究表明，非快速动眼（NREM）占整个睡眠时间的75%～

80%，而 REM 占整个睡眠时间的 20%~25%。人体在 NREM 和 REM 均可做梦。研究表明，将个体从 REM 阶段叫醒时，他们会报告更多的梦，达 82%；但在 NREM 阶段，在唤醒时达 54%。与 NREM 状态联系的梦不太可能包含涉及情绪的故事内容，而更像日间的思维，较少的感觉表象。然而，有些睡眠障碍患者 NREM 睡眠中梦会增多，而睡眠正常的个体如果上午很晚才起床也会出现在 NREM 睡眠中梦增多的情况。

②梦的种类

人在现实中有很多愿望是很难实现的，所以就通过梦来弥补你所实现不了的一些事情或者是得不到的一些情感。比如，你在现实当中喜欢一个人，可是你也知道可能永远也追求不到，于是你就有可能会在梦中通过做梦来满足你的某种情感。

梦也分好多个种类，比如"噩梦"，它是最常见的梦的类型之一，特点就是这个梦的内容让人感到恐惧，会令人焦虑，甚至造成心理阴影。而噩梦它是不分年龄的，成人、儿童都会做噩梦。

其次就是"清醒梦"，从名称上就可以理解，做这个梦的时候人的大脑也许能保持清醒的状态，简单一点说就是人处于睡眠状态，而意识又很清晰。

还有人们经常说的"白日梦"，白日梦可以说不完全算是梦，做这个梦的时候人并没有进入睡眠状态，但是脑子里会出现幻想以及一些想象出来的画面。它是由人的情绪来决定的，它可以是对未来的情景规划，也可以是对过去的回忆，而这些画面就像梦一样。

还有一种常见的梦叫"性梦"，也叫"春梦"，它是指人在睡眠的时候会梦到性行为的发生。这个梦常常出现在青少年的性成熟阶段，这是青春期正常的心理和生理现象。因为性梦是不由人控制的，梦和现实也是有巨大差别的，它不代表人的真正意愿。

另外一种非常神秘的梦，叫"预知梦"，之所以叫预知梦，是因为能够通过做梦来预知未来。关于这个预知梦，或许是人的心中对未来的过度思考，或者是心中有着某种强烈的渴望或不安，从而演变成的一种预知的梦。因为对于这种梦在科学上还没有一个明确的结论，所以人们一般就将其视为迷信或者偶然的巧合。

③梦对健康的影响

笔者认为梦既然是人体身心活动的产物，必然对人体身心健康产生影响。有些人做了梦，如开悟似的，或意外有所收获或得到某种发泄和解愤，自我感觉睡眠质量良好，身心愉快，精神饱满等，无疑这种情况下对身体健康是有益的。有些人也常常诉说，彻夜做梦，似乎没有深睡眠，处于似醒非醒的状态，早晨仍感头昏脑涨、头痛，全身乏力，拖延起床；还有就是经常做"噩梦"，也称梦魇，在梦境中感到焦急、恐惧、无助、受惊吓等，醒后心慌心悸、出大汗等。在睡眠过程中，每个周期中 REM 睡眠对 NREM 睡眠的比例逐渐增加。人们需要的睡眠量，REM 睡眠对 NREM 睡眠的比例随着年龄和生活境况的变化而变化。试想，一个自我感觉通宵都在做梦的人或经常做噩梦的人，在 NREM 阶段的深度睡眠时间会更少，大脑处于兴奋活跃的时间更长，必然会影响大脑的休息，消耗更多的气血能量，同时会影响气血能量再生系统和废物排泄系统的功能，导致气血能量消耗增加，再生减少，废物排泄节律紊乱、气机郁结等。

人非圣贤，孰能无"梦"，当我们频繁做梦，影响睡眠质量，而感到身体困倦乏力等不适时，常常预示着随年龄增加，气血能量亏虚，身、心（躯体与大脑）争夺能量的结果，我们不必过分纠结梦本身会带来什么不祥之兆，倒应该审视自己的内心欲望和生活作息规律等。人脑大约有140亿到160亿细胞，按照不同细胞的功能分区形成各自功能定位，但又总体按照一定原则服务人体身心需求，接触和感知外界和内在纷繁复杂的信息并进行整理、整合。根据物理学熵定律，生命最终会从有序走向无序（混乱）并消亡，其中必然经历熵逐渐增大的过程，随着熵的增加，大脑功能也会逐渐走向无序，所以成年人的多梦状态也可以看作大脑走向无序的早期征兆，预示人体将走向衰老的不可逆过程。我们唯有淡定地接受生命赋予每一个人的规律历程，审时度势，降低欲望，遵守自然之道，而不是疯狂地逆势而为，那是徒劳并加速消亡之举。

（3）排便现象

排便现象是人体排泄代谢废物的方式，对维持机体各系统机能平衡和内环境稳定至关重要。笔者认为，一个健康成年人，食物从进入口腔到由肛门排出大概要经过10~24小时。时间范围跨度大，主要与人的年龄、身体素质、性格特点、劳动强度和食物性质有关。成人一天吃3顿饭，为何只排1次或2次便呢？主要因为大肠有吸收水分和储存粪便的功能。人体当天排出的粪便可能是前两天或者前一天早、午餐食物残渣，具体因人而异。如果想弄明白个体进食到形成粪便排出的确切时间，可以尝试用同位素标测方式进行测定，然后用这个时间间接判断肠道的功能，这有重要的医学意义。

正常排泄粪便的好处在于：①首先排出食物残渣和毒素；②释放肠道压力；③改善睡眠和心情；④维持内环境稳定；⑤利于气血能量的再生。便秘的人，有的甚至一星期不排便，如此肠道中的毒素被人体反复吸收，经常会引起面色黯淡、长斑、痤疮、心情烦躁等不良影响。另外粪便堆积在肠道中，压迫肠壁，与肠黏膜摩擦，长期以往会导致肛肠疾病的出现，如果是已经确诊肛肠疾病的患者，也会加重或导致复发。中医养生学中提到一句"一日不排便，胜抽三包烟"，虽然稍显夸张，但从长期来看，长期便秘与人心情、睡眠、内环境调节、心脑血管、肿瘤等不无关系。

养成良好的排便习惯对身体健康至关重要，如保持愉悦的心情、学会释放压力、适量运动、晨起一杯温水、定时排便等，否则粪便在大肠停留过久，随着水分的逐渐吸收，大肠远端的粪便会越来越硬，严重者堵塞肠道，形成机械性肠梗阻。当发生便秘时也不必过分紧张，因为人体有自我纠正和调节失衡的强大自愈能力，如果远端已形成硬块，可以用开塞露塞肛或戴上涂润滑液的手套掏出，严重者需要到医院进行灌肠处理。便秘不是朝夕形成的，与其他慢性疾病一样，不要寄希望于药物一次性就治愈了，必须要发挥好人体自愈功能，这离不开良好的生活作息规律和定时排便的习惯。

（4）进食和性需求

这部分内容不在赘述，相关现象的重要性在前面有关章节均有深入讨论。笔者总体上不赞成违反正常生理需求的禁欲主义观点，因为疾病或其他不可抗拒的原因除外。违背人性的禁欲者本身就是一种身、心的病态，即使出现过极少升华者，但能为人类做出重大贡献者则是寥寥可数。正如弗洛伊德所说："在我看来，强大、自负和无畏无惧的行动者不可能是由禁欲造成的，天才的思想家和无所畏惧的改革者和创新者更不可能由禁欲造就，一般来说，禁欲只能产生一些善良的弱者，最终他们只能跟从在坚强的开拓者后面，淹没在庸俗的大众里。"

第二节 健康维护

对于健康的维护，随着现代科学技术的发展和人类生活水平的改善，越来越多的人开始重视健康和追求长寿。也出现了很多混乱的社会现象，本不是医疗健康领域的从业者开始大肆宣扬养生，通过网络、抖音、短视频、朋友圈等传播养生知识，其中部分人是因为仅仅源于自身经历的一知半解，不明就里地开始像获得珍宝一样迷信，转而成为某项技术的鼓吹者，最后害人不浅。在这个信息发达的时代，最不缺养生"专家"，真正的专家又因有所顾虑而不敢在大众面前发声，也可能他们是不屑发声。我们真正缺乏善于理性思考的人，缺乏真正懂得"闭嘴"的人，缺乏怀疑和创新精神的人。当一个"专家"痴迷于滔滔不绝地表演他的一知半解时，或许对他本人的身心健康是有益的，他对他一知半解的知识制造出的信息垃圾及给他人带来更多的迷雾和迷茫的危害却一无所知。笔者经常借用佛家的话"闭嘴就是最好的修行"来告诫自己。关于健康的维护我将从更宏观的层面来讨论。

一、人的需求

1. 人的基本需求

人的基本需求是指个体为维持身心平衡并求得生存、成长与发展，在生理和心理上最低限度的需要。主要包括五个方面，①生理需求：也称级别最低、最具优势的需求，如：食物、水、空气、性欲、健康。②安全需求：同样属于低级别的需求，其中包括人身安全、生活稳定以及免遭痛苦、威胁或疾病等。③社交需求：属于较高层次的需求，如对友谊、爱情以及隶属关系的需求。④尊重需求：属于较高层次的需求，如成就、名声、地位和晋升机会等。尊重需求既包括对成就或自我价值的个人感觉，也包括他人对自己的认可与尊重。⑤自我实现需求：是最高层次的需求，包括针对于真善美至高人生境界获得的需求，只有前面四项需求都能满足，最高层次的需求方能相继产生，是一种衍生性需求，如自我实现，发挥潜能等。人的基本需求大致相同，每种需求的重要性可因人而异；各种需求相互联系、相互作用。影响基本需求满足的因素有生理因素、情绪因素、知识与智力因素、社会因素、环境因素、个人因素、文化因素等。

我们生活在一个伟大的国家，作为社会主义制度的代表在世界的东方生气勃勃，中国国民生活幸福指数不断升高，尤其在面对多种疾病世界大流行时，中国以维护人民生命安全为首要任务，动用制度优势和举国力量，迅速控制疫情，避免了如某些国家出现的大量病患，成为世界瞩目的焦点。虽然国际形势仍旧风云变幻,中国的改革开放和治理体系日趋成熟,正在彰显其魅力,在不远的将来,我们必将生活在一个更加美丽、健康、和谐、幸福的家园,人民幸福指数和健康水平必将获得更大的提高。

2. 合理规划人生更高层次的需求

人类这个群体除了基本需求,还有更高层次的心理需求。马斯洛需求层次理论中生理需求、安全需求和社交需求属于基本需求,或称为低层次需求。尊重需求和自我实现需求是高层次需求。合理规划各层次需求,确定好各层次需求的平衡,做到既能实现需求欲望,又能保障身心健康才是生活的赢家。

二、学习和思考

1. 学习和思考是提高认知的重要途径

学习和思考对健康的重要性是不言而喻的。人类虽然是万物之灵,最智慧的动物,可在大自然面前又是生存能力较弱的动物。首先在母体中经过十月怀胎,出母腹后经历喂养、适应环境、认识环境、学习等经历,逐渐形成自己的世界观、人生观和价值观,同时获得生存的本领,在劳动和思考的过程中逐渐成熟,形成个人特有的人格。不可否认,学习和思考的目的是为了更好的生存和延续后代,当我们执迷于物质享乐并成为物质的奴隶,沉迷于错误的认知和不良生活习惯而不自知,也不通过学习和思考来矫正,必将付出身心精神、气血能量、生命健康的代价。正如我国台湾著名养生专家吴清忠所说:"生病很可能是一个人某个错误日常行为长期积累的结果。"但行为又是受认知支配的，认知的局限制造了习惯性行为，习惯性的行为反过来又强化局限认知，最终难以自拔，使人成为疾病的奴隶。

2. 提高认知是健康的重要保障

学习的目的最终是提高个体或群体的认知，然后知行合一。认知就是我们如何认识我们生活的环境和认识人，环境包括自然环境和社会环境，人包括自己和他人以及相对于自己的另一半异性，概括起来就是认识天、地、人。随着科学技术的发展，人类在认识天地方面取得了重大突破和非凡成就，可以登月下海，唯独对人类自身的认识还在漫漫黑夜中摸索。十多年前，正如人类基因编码被破译的那一刻起，人们就坚定不移地认为我们将很快攻克人类的不治之症——肿瘤，可至今所知道的治疗手段都没有从根本上改变肿瘤患者的生存质量和寿命长度，唯有自我解嘲，我们离真相越来越近，甚至一步之遥。在笔者看来，如果不跳出现有思维，从整体和前沿的维度思考，这"一步之遥"仍有可能花上几个世纪都难以探明真相，治愈就更是无稽之谈了，过多的治疗手段结果是造成费用大幅增加，某些少数个人或资本的获利。

今天，我们生活在信息的时代，生活在知识碎片化的时代，你可以很方便地获得你需要的知识，但这对有限精力的个人来讲到底是好事还是坏事呢？单纯为了获得知识而学习，不去思考各个碎片之间的联系，不能进行归纳和整合，探索整体的规律，再用规律去认识新事物、新现象，那么脑海里的碎片知识不可避免地让你陷入迷茫的境况，因为脑的容量有限，而你又不知道取舍，则会陷入认知不清中。笔者从事慢性非传染性疾病研究 20 余年，常常目睹患者因病服用大量的药物而影响患者进食的情况，这时笔者经常会怀疑医学和医生存在的真正意义。医学到底在治病还是在致病？也许两种情况都存在，只是我们有很多医生不自知罢了，就患者自身来说他们就更难明了。对笔者而言，是幸运的，深厚的中医学理论与临床功底，奠定了整体思维和哲学般思辨理念，同时又能掌握丰富的现代医学知识和积累大量的临床经验，它们共同铸就了笔者与众不同的观察人体生理、病理的视角和维度，能从疾病源头思考问题，对纷繁复杂的疾病现象从关键点下手，最终让患者获得比较满意的效果。更重要的是，在整体思维指导下辨证理念和对人体结构的掌握，笔者似乎了解了人类身体的完整运行逻辑，找到了中医学和现代医学的结合点，运用各自独立的理论体系或融合的理论都能解释人体生命的完整运行逻辑，为下一步用科学来解释和防治慢性病奠定了基础，也为将来对中医学核心理论——阴阳五行进行重新精准和现代化解读奠定了基础，这些是催促笔者尽快完成本书并希望早日与大众见面的动力。

三、养成良好的生活习惯

当人们生活在一个舒适、安全、和谐、公平、友善的环境中，通过学习和思考形成了自己对天、地、人相对客观真实的认知，此刻人们更加认识到人类自身的渺小，要学会尊重、包容自然，与自然共处，尊重天地之大道和自然规律来维护我们的健康，调动人体的自愈机能，这会收到事半功倍的效果。那些寄希望于单纯靠药物和手术来根除疾病的人，到生命消亡的最后一刻也难真正感受到实实在在的受益，只是沦为疾病的奴隶，成为最痛苦和最悲哀的人，遗憾离世。本节是对前文提出的生命现象部分的进一步阐释。

1. 规律睡觉，充足睡眠

关于睡眠的重要性已在前文有深入讨论，此处笔者重在讨论一些常见的睡眠认识误区。人体的睡眠受自身生物钟的影响，生物钟的形成与遗传、环境、认知相关。有关入睡时间和睡眠时长的养生知识充斥于网络，到处可见，但针对个体的复杂性，很多模式又不能完全照搬，指导性不大。对睡眠的共性要求归纳如下。

（1）保持睡眠环境的安静、舒适。

（2）做好睡眠准备，疏通情绪，放下包袱。

（3）避免睡前过饱和夜间剧烈运动。中医学素有"胃不和则卧不安"之论，过饱易兴奋大脑、胃肠压力增加不利于气血能量下行，影响入睡和睡眠质量。剧烈运动透支气血，会增加大脑的兴奋性，可能影响入睡和睡眠质量。但运动对睡眠的影响不能一概而论，如规律的运动有助于改善睡眠，可以继续坚持，否则考虑调整。

（4）一旦形成规律的入睡时间，则尽量不破坏这个习惯，有睡意则尽快做睡眠准备。

（5）睡前少喝水。睡眠障碍的人，由于气血能量习惯性上行，大脑处于易兴奋、敏感状态，容易出现夜间尿频的现象，过量饮水，尿量增多，起床次数增加，更影响入睡和睡眠时长及睡眠质量。

(6）睡"子午觉"有助于睡眠节律的构建。有些失眠的人认为，晚上睡不好，中午也不敢睡午觉，认为睡了午觉，晚上更睡不好，这是个严重的误区。晚上失眠的人，机体未得到良好休息，气血能量没能得到补充，唯有通过睡眠才可能得到部分补充，不必拘泥于时间，只要能睡着，时间和环境允许，都可以进行睡眠补充。笔者亲身体会，如果晚上没休息好，往往会影响午休的睡眠质量，午休没休息好，也会影响晚上的睡眠质量，陷入恶性循环的情况，此时应该尽快阻断这种恶性循环，否则痛苦难以言表。笔者会通过减压、养生保健的方式，很快又恢复良性的子午觉规律，精力充沛，屡试屡验。想睡觉而又苦撑的结果，必然加速气血能量的消耗和气血能量习惯性的上行大脑，大脑持续兴奋则更容易焦虑、恐惧和激惹，睡眠规律就更难以构建了。

（7）睡眠障碍的人日久在心理形成一种恐惧，每次睡觉前暗暗给自己提示，今晚一定要睡好，心中时时默念。殊不知这样反而形成了一种促进大脑兴奋的新刺激，就更难以入睡了。此时你可以通过冥想，转换大脑的情景，例如想象在海滩漫步，在春天里沐浴阳光或欣赏美丽的大自然，在演讲台上做精彩演讲或报告，在庄严的氛围中等待为你颁奖的时刻到来等。

（8）现实生活中，有部分人通过玩手机、打游戏、看电视等方式，也就是通过熬夜使自身精疲力竭时才去睡觉，自认为睡眠质量不错，时长也充足。笔者不太赞成此种助眠方式，毕竟养成熬夜的习惯会给人带来不良影响。

（9）中老年夫妻，如果睡眠习惯不同，或一方有睡眠障碍，不必凑合在一张床或一个房间休息，摒弃分床、分房就分家的迂腐思想，此时保持各自良好的睡眠和健康的身心状态才是夫妻长久恩爱的前提。

综上所述，笔者认为睡眠质量比睡眠时长更重要，成年人一天 6~8 小时高质量睡眠足矣，但有些老年人需要睡 10 小时，而且睡眠质量比较好，此时不用担心，总体上睡得着比睡不着好，睡的时间长比短好，病理因素除外。

2. 规律三餐，营养均衡

关于饮食营养方面的知识，很多老年朋友都是经验丰富。在临床上经常面临这类患者咨询：什么能吃、什么不能吃、什么可以多吃？笔者的回答是，只要你心态好，睡眠好，什么都可以吃，保持营养均衡即可。《素问·脏气法时论》曰："毒药攻邪，五谷为养，五果为助，五畜为益，五菜为充。气味合而服之，以补精益气。"需要强调的是，现实中人们往往太过注重饮食养生，忽略了心态和睡眠的重要性而本末倒置。提醒青、中年朋友们，吃得太多太饱，营养过剩也致病，尤其是长期晚上加餐或吃夜宵的人，到中年或老年发生糖尿病、高血压病、高脂血症、肥胖、痛风、脂肪肝、胆结石等的概率均明显升高。

3. 养成良好的排便习惯

规律排泄粪便的好坏已有讨论，在此强调排泄也需要养成好习惯。有人生活作息缺乏规律，源于没有在时间运用上下功夫，经常急匆匆的，有便意时，常常不自觉地忍一忍，有时由于后续工作丢不开手、脱不了身，过一会后便意就消失了，长期如此，影响排便规律。规律地晨起排泄粪便是胃肠修复功能、气血再生功能和排泄废物功能良好的标志,对人体健康是至关重要的。

4. 养成运动的习惯

关于运动对健康的影响参见糖尿病防治章节内容。

四、提倡健康的性爱生活

1. 性爱与健康

性和爱既有区别又有联系,性爱是性和爱的结合,性爱指高等智能动物(如人类)的有情感、用心地和对方进行性亲密的行为,是怀着爱心和幸福感情的美好的性行为,它不同于单纯的肉体性行为,更不同于父母之爱、朋友之爱。性爱是社会得以延续和发展的一种伟大的重要动力。性爱是男女欢娱之事,性与爱是完美的统一合体,不仅仅是性行为。性爱是区别于那种流于庸俗和卑鄙式的泄欲式的肉体占有的。性爱的真正目的就是表达和追求内心之爱的幸福境界。性学专家通过研究,发现性爱是天然的镇静剂、镇痛剂,具有提高免疫力和延年益寿之功。

对于性的研究,以西方性学家弗洛伊德、霭理士、金赛等为代表的一批先驱,他们把人们羞于启齿的私人隐秘进行了科学观察和问卷调查等,并把相关研究结果带进了书本,并逐渐进入普通人的视野,使人类把性与心理和健康联系起来,以至于人们不再那么"言性色变"了。随着中国改革开放的深入,潘绥铭、李银河等对中国性学的调查和研究慢慢融入世界,对维护身心健康带来不可低估的益处。

2. 性爱与长寿

建立于爱情基础上的性,对个人健康、夫妻健康、人类健康都是至关重要的。通过对长寿夫妻的调查表明,规律和谐的性爱生活无一不是发挥了重要作用。性爱的满足是人性深刻欲望的满足,无疑对人体气机条畅和气血能量的合理分配、运行和再生均有正向的影响。作为人类的原欲如果因多种原因没能满足,会形成一股强大欲望力量(简称欲力),进而引发心理与躯体、言语与行为不协调,纠结徘徊于道德与法律矛盾之间,出现人体气机紊乱和气血能量内耗,影响身心健康。

五、建立心灵寄托和信仰

1. 信仰与人生意义

人活到一定年龄,总会不自觉地思考,"我是谁?我从哪里来?要到哪里去?"这是每个人都不可避免的人生三问,而这三问的背后,指向的正是:人,为啥而活,人生有什么意义?人在有目标有追求一切顺遂的时候,很少会追问这个问题,当人生遭遇重大挫折、遇到让人痛苦的事件,或难以度过的迷茫境遇或在碌碌无为随波逐流中猛然醒悟后常追问人生的意义何在?人的一生或许都带着这个永恒的困惑,而答案也是因人而异。

著名心理学家弗兰克尔是 20 世纪的一个奇迹。纳粹统治时期,作为犹太人,他的全家都被关进了奥斯维辛集中营,他的父母、妻子、哥哥都死于毒气室中,只有他和妹妹幸存。弗兰克尔不但超越了这炼狱般的痛苦,更将自己的经验与学术结合，开创了意义治疗法，替人们找到绝处再生的意义，也留下了人性史上最光彩的见证。他在《活出生命的意义》中说："人类最关心的不是获得快乐或避免痛苦，而是要探寻生命的意义。""尽管我们不一定能感觉到意义，可是无论我们去哪儿，意义无时无刻不在我们身边。我们唯一要做的就是在日常生活和工作中，认识到意义的重要性，并关注意义。"从他在集中营的故事中得出的结论令人震惊，让人活下去的不是希望，是意义。哲学家尼采也曾说："最知道为什么而活的人，便能生存。"

人类本是万千世界的一员，个体更是亿万人类中一粒尘埃，因多种偶然因素来到人世间，犹如上帝掷骰子一般，天地万物的多姿多彩和人类个性发展的千姿百态本是上帝赋予每个物种个体的特质，我们注定要走不同道路，铸造精彩的人生，境遇可能千差万别，但追求意义则一。当我们面临生死存亡时，活着就是最大的意义；当面临逆境时，我们如何对待逆境的心态至关重要，正如弗兰克尔所说："一些不可控的力量可能会拿走你很多东西，但他唯一无法剥夺的是你自主选择如何应对不同处境的自由。你无法控制生命中会发生什么，但你可以控制面对这些事情时自己的情绪与行动。"

在和平社会中，社会文明进步和物质供给丰富，我们难以遇到生死存亡境况，所以很少面临生和死的抉择。在舒适的生活环境中，有的人或充满了享乐，或懈怠于奋斗，或沉迷于低级趣味和网络游戏，或沉迷于权与利的争斗，或成为财富的奴隶等，总之，有的人甘于平庸，碌碌无为，有的人争权夺利，贪婪不倦，这样活得很累。

人生其实很简单，就是生存和死亡的问题。在这个星球上，人作为一个物种，同样受到生命时间的限制，有生就有死，没有人能够逃脱热力学第二定律的法则。神龟虽寿，犹有竟时；腾蛇乘雾，终为土灰。虽然是这样，可每个生物都在渴望生命的延续，而这种延续，从古至今有两种方式，一种是繁衍、血脉的传承，另一种是薪火相传，即精神、文化和文明的传承。

　　古人说：不孝有三，无后为大。简单点说就是当一个人有了后代，那他就算立即死去，也不算最大的不孝，因为他已经完成了传宗接代的任务。可是，人生在世，如果只是为了这个目的，那人和动物没有多大区别了。国人中很大部分善于在培养孩子中寻找寄托，把毕生心血都用在了孩子的吃、穿、住、行和学习上，本不愁吃穿住，可依旧没有脱离吃穿住的范畴，弄得孩子和父母均心力憔悴，健康日下。如果把孩子培养成一个对社会有更大贡献的人而不是从社会索取更多的人，这种对孩子的培养就是一种寄托。爱因斯坦在《我的世界观》中表示，他从很小的时候，就对别人所追求的那些东西——财产、外在的成功以及奢侈的享受等不屑一顾。爱因斯坦把那种以安逸和享乐视为终极目标的追求，视为"猪栏的理想"。季羡林也表达过类似观点，"根据我个人的观察，对世界上绝大多数人来说，人生一无意义，二无价值。走运时，手里攥满了钞票，白天两顿美食城，晚上一趟卡拉OK，玩一点小权术，要一点小聪明，甚至恣睢骄横，飞扬跋扈，昏昏沉沉，浑浑噩噩，等到钻入了骨灰盒，也不明白自己为什么活过一生。其中不走运的则穷困潦倒，终日为衣食奔波，愁眉苦脸，长吁短叹。即使日子还能过得去的,不愁衣食,能够温饱,然而也终日忙忙碌碌,被困于名缰,被缚于利索。同样是昏昏沉沉,浑浑噩噩,不知道为什么活过一生。"

我们来到这个世界上,不能只有血脉繁衍这个使命,还应该有"薪尽火传"的追求。我们每个人都受益于别人的劳动成果。试想你吃的食物,穿的衣服,用的手机,大脑里的文字、逻辑、数学、认知等,都是源于过去和现在的人们的贡献。没有人是孤岛,我们都是整个大陆的一块,我们都有为他人尽心尽力的责任和义务。我们"不去尝试做一个成功的人,但要尽力去做一个有价值的人"。爱因斯坦说:"一个人的价值应该看他贡献什么,而不是看他索取什么。"

2. 确立崇高的信仰

足以满足灵魂"食欲"的"信仰"有三种东西,一是"美",二是"理",三是"神圣"。他们是可信仰之物的三个层级。爱美之心人皆有之,渴求"美"是最常见的人类心理。"美"是最低层次的信仰,它只涉及个体灵魂之轻盈感。"理"乃较高层级的信仰,它在无形的领域维护着这世界的秩序、使之不陷入混沌。"神圣"是最高层级的信仰,它足以将灵魂从个体的维度引向存在整体的维度,且在存在整体的维度去营造一种升华和超越的可能性。

人类最崇高的信仰就是万物一体,彼此造福。芸芸众生,匆匆过客,生命有限,要么忙着活,要么忙着死。医生是为其他人活着而存在的,要想不枉此行,证明自己来过,就要找到自己的使命和意义,并为之努力,造福大众。

信仰有高低和好坏之分,信仰是人对人生观、价值观和世界观的选择和持有。一个人要树立正确的、崇高的、科学的信仰并力行之，与他自身的学习经历、劳动过程、认知升华、身体健康状态密切相关。信仰一旦形成，心灵有所寄托，人生目标确立，则自然消除了内心的焦虑、恐惧、无助、空虚等情绪状态，朝着目标无畏前行，前行的过程便是意义所在，至于结果则尽人事听天命。这个过程会给人带来努力的专注，同时享受目标即将实现的愉悦，减少大脑对气血能量的消耗，有利于身、心协调和气血能量的再生，对个体的健康有良性影响。

第三节　人体自愈现象及机制

生活中，当人们听到几年前某某肿瘤患者至今存活甚至痊愈的消息，都会不约而同地感到惊讶，其实这其中"自愈"可能发生了关键作用。2023年2月，顶级医学期刊《自然》报道了一项来自《自然·医学》的新研究：一位叫作杜塞尔多夫的艾滋病患者成为全球第三个确认的自愈患者。出于对自愈现象的好奇，有研究统计过，从1900年到1987年，所记录的肿瘤自愈现象741例。另有研究，根据中国、欧洲各大医院报道统计的肿瘤自愈病例为848例。不可否认，自愈现象真实存在，人类或动物都有自愈的本能，否则脆弱的生命难以在今天的世界表现得那么绚丽多彩。自愈现象，人类早已认识到，但对其机制大多没有深究，或以为是一种神圣力量庇护的结果，或以为是单纯的幸运。公元前400年，古希腊医圣希波克拉底（Hippocratic）说"病人的本能就是病人的医生（the instinct of patient is just his doctor）""病人最好的医生是自己

(the best doctor of patient is himself)",他强调了人体自身的力量。2008年诺贝尔生理学和医学奖获得者哈拉尔德·楚尔·豪森在对医学理论的研究中发现,自愈是人体和其他生命体在遭遇外来侵害或出现内在变异等危害生命情况下,维持个体存活的一种生命现象,具有自发性、非依赖性和作用持续性等显著特点,自愈过程基于其内在的自愈系统,以自愈力的方式表现,它排除外在或内在对人体和其他生命体的侵害,修复已经造成的损害,达到生命的延续。自愈并非是万能的,每个人体质不同自愈能力也不同,它们是相辅相成的,医学就是以辅助机体自愈治疗疾病为目的之一,对自愈现象机理的探讨和揭秘无疑将对未来医学的发展与变革带来新的契机。

一、自愈

1. 自愈的现代研究

(1) 自愈的概念

自愈是一种稳定和平衡的自我恢复调节机制,抑制自毁或者说抑制事物的衰减即自愈。自愈并不是万能的,每个人体质不同自愈能力也不同,与此相应,抑制自毁和外损的机制即是自愈机制。简言之,自愈就是人体在一定界限内的自我纠偏、自我康复的现象。自愈机制就是对自愈现象背后隐藏的原理进行科学逻辑阐释。

(2) 自愈系统

自愈系统是指包括人体在内的诸多生命体,都存在一个与生俱来、自发作用的自愈体系,其使生命体得以维持健康状态，避免在来自外界的物理、化学、微生物等侵害中丧失生命力。自愈系统是生物储存、补充和调动自愈力以维持机体健康的协同性动态系统。对于包括人类在内的高等级生物，自愈系统包含免疫系统、应激系统、修复系统（愈合和再生系统）、内分泌系统等若干个子系统，当其中任何一个子系统产生功能性、协调性障碍或者遭遇外来因素破坏，其他子系统的代偿能力都不足以完全弥补时，自愈系统所产生的自愈能力就必然会降低，从而在生物体征上显现为病态或者亚健康状态。自愈系统最重要的是气血能量的再生系统和调节系统，即呼吸、脾胃、循环、神经、性生殖等系统。

（3）自愈力

中国自愈医学理论创始人张弦在对医学理论的研究中发现，自愈系统发挥作用的能力表现为自愈力。自愈力是生物依靠自身的内在生命力，修复肢体缺损和摆脱疾病与亚健康状态的一种依靠遗传和（或）非遗传获得的维持生命健康的能力。笔者认为，人体的自愈力强弱与气血能量的盈衰和身心协调良好功能状态密切相关。也就是说，自愈力强大的群体，必然伴有气血能量的充盈和身心协调的良好功能状态；反之，自愈力弱的群体则是气血能量亏虚、身心功能状态紊乱。

2. 自愈与自损

笔者认为自愈是机体处在健康的良性循环状态下表现出非同小可的自我愈合能力，它与人体总的气血能量状态和身心的和谐状态密切相关。人体气血能量充足，身心和谐，功能状态良好，则自愈能力强，表现为对来自外界的物理、化学、微生物等侵害的保护及快速恢复健康的能力。例如，当我们肌肤受到划伤而出血时，机体可以启动凝血机制形成血凝块堵在血管损伤处，出血则自行停止，数日后划破处痊愈或部分留下瘢痕。但这些类似的自愈力是人和动物都具有的，现代医学更应该探索人类独有的自愈力。现代，人类健康面临的最大威胁是慢性疾病如糖尿病、高血压病、肥胖、心脏血管病、肿瘤、慢性阻塞性肺病、心理疾病等，它们经久不愈并逐渐进展，最终危及生命。深入研究这些慢性疾病的机制，其根本原因在于人体自愈力的逐渐丧失，自损力量逐渐增强，周而复始进入恶性循环。慢性疾病之所以不能治愈或难以根治的原因在于恶性循环（自损）的形成没有得到及时阻断和纠正，生命的良性循环（自愈）没有构建成功。

自损相当于机体表现出的一种自我毁损的力量。自损也是一种自然规律，生命个体就是在自愈和自损的矛盾中成长，在生命的某个阶段，自愈力大于自损力，气血能量总体充足，机体健康，即使生病也容易康复。但就生命规律来看，最终是自损大于自愈能力的，因为生命最终由有序走向无序和消亡，逃不脱热力学第二定律的约束，否则地球早就被其一个强大的物种（如人类）完全占据了。自愈与自损类似于生和死、存和亡、健康与非健康，是的对立关系，是敌我强弱的矛盾关系。笔者认为，自损既是一种自然规律，也是气血能量亏虚、身心紊乱、功能失调状况下的恶性循环态，功能状态的恶性循环会加速自损的进程，进而早衰、早病、早夭。以上不难看出，自愈和自损与人体气血能量的盈衰、身心是否协调、功能状态是否完好密切相关。

二、自愈机制

1. 自愈机制探讨

笔者查阅资料,没有搜索到关于自愈机制的确切论述,一般认为自愈机制受人体自愈系统,包含免疫系统、应激系统、修复系统(愈合和再生系统)、内分泌系统等子系统整合作用结果的影响。国内在这方面的研究比较少,国外有较多研究论述。根据笔者的观察和体悟,人体慢性疾病与气血能量分布状态密切相关,咽喉以上的慢性疾病多以气血能量偏盛为主要病理特点,常表现为"上火""炎症"等一派阳气亢盛有余之象,类似"阳证"症候特点;咽喉以下,尤其是心、肺、胃肠、生殖系统等总体以气血能量不足为病理特点,表现为清稀、冷、瘀等一派阳气不足类似"阴证"的症候特点。为什么疾病会出现这种阴阳寒热证候不同(上热下寒)的分布特点呢?这与人体有一套优先保证大脑(心)气血能量供应的机制有必然的联系,也就是气血能量本身就有向上输送以优先保证大脑的惯性,这种惯性往往是以牺牲咽喉以下(身)各系统气血能量供应为代价,导致总体趋势是咽部以下各系统气血能量的不足和欠缺。出现这种分布特点,与人体动脉作为气血能量输送运行的管道系统密切相关,从主动脉弓分出的头臂干、左锁骨下动脉和左颈总动脉是供应大脑的管道。假设当某个阶段或时刻,人体气血能量是一个相对稳定的区间值或具体值,向上供应多了,势必影响向下的供应,这不难理解。正常情况下,气血能量充足,合理分配,上输下行,身心和谐,机

第三章 健康维护

体健康。随着年龄的增加，各系统功能衰退，气血能量总量减少，加上焦虑情绪等的影响，能量供需矛盾出现，出现心（脑）、身争夺能量的结果，人体启动优先保证大脑供应的机制，利用气压机制完成代偿，此时表现为身心紊乱，出现上有余而下不足的情况，即中医学说的心肾不交、水火不济、阴阳失调的病理状态。这种病理状态（自损）不能得到及时阻断，久则形成恶性循环。疾病态一旦形成，自损力的恶性循环逐渐加强，自愈力则衰减，最终走向消亡。自愈与自损是矛盾的两个方面，正如中医学讲的正气与邪气一样，此强彼弱，或此弱彼强，可以相互转化，满足一定条件的转化，自愈才可能实现。这里需要说明的是，文中多次提及的恶性循环和良性循环，它们的形成在医学中称为条件反射，在佛学中称为因果报应，在物理理学中叫因果定律，化学反应中也存在这种因果关系。笔者认为对于有生命的人体或动物，其躯体行为结果与神经精神反应发生的因果联系称为条件反射，条件反射离不开心理精神，条件反射形成的链条也是一种因果关系，与健康和疾病密切相关。疾病的恶性循环包括了广泛的因果关系。

2. 自愈机制

不难看出，尤其是在慢性疾病的防治中，要发挥人体的自愈力，必须从减少上文论述中存现的上有余和下不足的矛盾入手，主要手段是减少大脑气血能量的消耗，让机体更多气血能量下行，以更好发挥气血能量再生系统的功能，补充更多的能量，呈现出能量再生大于消耗的态势，人体总的气血能量才可能提升，大脑与其以下各系统争夺能量的矛盾方可化解，阻断恶性循环，才能恢复身心和谐的健康状态。总结成一句话：人体的自愈机制，在于减少大脑能量的消耗，恢复能量下行濡养五脏六腑的功能，增加气血能量再生，提高人体气血能量总水平，从而达到身心和谐和良好的环境适应能力的良性循环状态。因此所有自愈现象无非就是有意或无意地利用上述自愈机制和原理而收获的美好结果。因此反观那些放下执念者、能够自得其乐者、有神圣而崇高信仰者、追求自我超越者、返璞归真者、有高尚艺术追求者等，他们或多或少都获得机体自愈力的庇护，常常健康和长寿。人体气血能量提高，免疫增强，内则身心和谐，外则抵御外邪。而那些空虚度日、心无寄托者，沉迷低级娱乐、不遵守自然规律者，痴迷官位钱财、孜孜以求者等，他们气血能量日下，免疫力弱，或多或少过早地踏入了紊乱、早衰的境况，那正是自损机制对他们慢慢施以惩罚的结果。

三、充分发挥人体的自愈力（探讨气功养生保健原理）

笔者探讨了人体的自愈机制，那么启动人体的自愈机制则是最有效的养生和治病方式。现实生活中，只要我们利用好适当的养生方法，即可提高机体的自愈力，例如充足的睡眠、良好的心态、良好的社会适应能力、太极拳、气功等。部分内容在前文中有所叙述，此节重在探讨气功养生防病的秘密及其对人体健康的利弊。下面以甘肃省名中医、甘肃中医药大学教授、真气运行学创始人李少波先生代表作《真气运行法》中"真气运行五步功"的步骤和要求，运用本书总结出的生命原理的知识体系来一步一步地探讨真气运行法对提升人体气血能量、提高机体免疫力、养生愈病的奥秘。同时也将阐述练功不得其法给人体健康带来的危害。

真气运行法是一种静功自我导引法，主要通过凝神调息、培植真气，以贯通经络、调理阴阳气血，而达防病治病、延年益寿之效。本功法由近人李少波根据《黄帝内经》理论，并采纳了"小周天功法"等古代气功养生治病经验，结合自身实践体验整理而成。操练不难，只要按要求练习，一般不会出偏差。操练步骤井然，各有反应或效果可证，养生范围亦较广泛。

1. 基本内容

（1）练功姿势

以平坐式为主，凳椅面上可加软垫，要求凳椅平面与小腿等高；臀部的 1/3～1/2 坐于凳面，两足平行，足底着地，并与小腿垂直，小腿与大腿垂直，大腿与上身垂直；两膝间距两拳宽，两手掌自然覆置大腿上，两肩松垂，含胸拔背，头顶如悬，下颌微收，舌抵上腭，口目轻闭，两眼内视，耳听呼吸。若惯于盘坐者，盘坐亦可。当修习纯熟后，则站、卧、坐、行皆可。

笔者认为练功姿势的要求是让习功者保持一个相对舒适、放松并能持久维持的一个体位，同时具有保持呼吸道通畅和聚神的作用，这是习功的前提。保持鼻息气道通畅利于吐故纳新，条畅气机，防止肺内压和胃肠气压增加，以免影响气机和气血能量的运行。聚神也是习功者的关键点，练功的过程就是聚神精进的过程，二者相互促进，互相为用，效果更好。其中对舌、眼、耳的要求都是为聚神做准备。

（2）呼吸与意念

本疗法呼吸法是鼻吸鼻呼。练功初期，意念只需注意呼气，尽量做到深、长、细、匀，而吸气时则任其自然，无须任何意念。随着练功的深入，呼吸和意念须作适当调整。

笔者认为强调用鼻呼吸，正好与人体具有优先保证大脑气血能量供应的机制中气压机制的观点不谋而合，否则外气道阻力增加，气机不畅，导致肺内压增加，部分欲呼出之气受阻逆流入胃肠，致胃肠压增加，由此紊乱始作。注意呼气，做到深、长、细、匀，这个要求就是在保持呼吸通畅的情况下逐渐练习调息，力图排出肺内浊气，被动吸气既增加肺活量又减少气血能量消耗，利于能量再生。主动把呼气调好了，吸气则是被动过程，便无须意念。吸气无须意念是让机体处于自然放松状态，避免呼气和吸气的意念频繁交替，上述调息过程才更容易练习成功。总结起来两点：一是用鼻呼吸，避免用嘴；二是重在强调鼻呼，呼气畅通，深长细匀，气机调达，避免气体聚集增多，增加气压。

（3）收功

每次练功结束前，先放松意念，手掌相对摩擦至热，如洗面状摩面部数周，使精神恢复常态后，慢慢起身活动即可。

笔者认为练功过程就是聚神的过程，聚神时是气血能量下行的过程，也是大脑气血能量消耗相对减少的过程，这时可能出现出神或短暂失神的情况，因此需做准备，使精神恢复常态后，慢慢起身活动以防意外。

总之，练功的姿势准备归纳起来无非是体位舒适，身体放松，调息聚神，气道通畅。

2. 练功方法

第一步：呼气注意心窝部。

练功准备就绪，即微合双眼，先注视鼻尖片刻，接着闭目内视心窝部，耳听呼吸，勿使有声。意念随每次呼气自喉部下达心窝部，下达速度尽可能逐渐放慢、放缓，每次呼气的时间以每分钟呼 8~12 次为宜。吸气时任其自然，无念无识。练功时若有杂念，用数息法制之：只需数呼气之数，从 1~10，再回头从 10~1，反复进行，杂念平息，即不必数息。本步练功时间每日 3 次，每次 20 分钟。尽可能固定每日练功时间，易于形成条件反射。若不能固定时间者，则每日早、中、晚 3 次不可缺。练功 3~5 日，便自觉心窝部有沉重感，至 10 日左右心窝部有温热感，即告第一步完成，为第二步奠定了基础。练本步期间，无练功基础者，可能出现头昏、腰酸背痛、呼吸不自然、舌抵上腭不习惯等，这些是初练时的生疏现象，只要坚持按要求去练，便会逐渐纯熟，各种不适现象逐渐消失。在练本步功过程中，一般脾胃虚寒、食欲欠佳、精神不振者，可渐增食欲，精神日振。

笔者认为呼气注意心窝部、数息平复杂念等还是为了聚神，减少大脑气血能量消耗。注意呼气是避免肺内压和胃肠气压增加，则胸腔压和腹腔压降低，更利于人体的气血能量下行，首先容易获益的就是气血能量再生系统的胃，胃气血得到改善，虚寒和食欲不振的症状就会改善，食欲就会增加。

第二步：意息相随丹田趋。

当第一步功法练至每次呼气自觉心窝部发热时，即可意息相随，于每次呼气时，以意念引心窝之热气流逐渐向下延伸，一步步趋向丹田（小腹内）。但必须注意轻松自然，不可过分用意和操之过急。如此每日练功 3 次，每次半小时左右，约 10 天，即可于每次呼气时出现一股热流下达丹田的感觉。此时可出现小腹中汩汩有声，矢气增多，食欲增进，大小便异常者渐趋正常。

笔者认为意息相随丹田趋，还是强调在聚神的情况下，鼻息畅通，胃肠气压降低后，气血能量继续逐渐下行至下丹田的位置。至于下丹田有医书别称气海穴，也有把关元穴称为下丹田的，其位置大概在脐下三寸，由于气海穴和关元穴位置比较近，可不必过分纠结，内丹家历来重视下丹田，故有"五脏六腑之本""十二经脉之根""呼吸之门"等称。下丹田的位置对应现代的解剖位置应是小肠所在，且位置较低，由于小肠在人体足够长，是消化吸收的主要器官，是气血能量再生的主要器官，因此小肠气血能量灌注得到改善，其功能必然跟随着改善，表现为肠鸣增加、矢气增多、食欲增进等，说明肠道的消化的功能强化，蠕动增加，矢气可以释放肠道气压，更利于肠道气血运行和功能持续改善，有助于气血能量的再生，提高人体气血能量总水平。

第三步：调息凝神守丹田。

接上步，当每次呼气皆有热流下沉丹田，丹田温暖发热后，即把呼气有意无意地止于丹田，即意守丹田，不必过分注意呼气往下送。每日练功 3 次，每次 40 分钟左右。本步锻炼时间约需 40 天，即可感到丹田内形成一个"气团"。随着功夫的积累，气团逐渐增大，小腹充实饱满有力，有时会出现阴部作痒、会阴跳动、肾区及四肢发热等，这些现象或感觉可因人而异。一般患有失眠、阳痿、月经不调、二便异常者渐有好转。

笔者认为调息凝神守丹田依旧强调聚神、守神的重要性。守丹田主要是因为小肠足够长和表面积足够大,因此它可以收纳和聚集较多的气血能量,所以本步锻炼的用时较长。这个过程宜缓慢进行,为减少意念的干扰,不必过分注意呼气,前提是前期的呼气练习顺畅,气血能量下行至小肠,并进行充分的蓄积,相邻脏器、组织结构如阴部、肾区、膀胱、男女的生殖器等均可有相应改善。气血能量良好地下行,形成条件反射,睡眠自然就改善了,相应器官得到气血能量的濡养则感温暖发热等,功能逐渐改善,不适症状逐渐消失。

第四步:通督勿忘复勿助。

接上步,当丹田真气充实到一定的程度,即会沿脊柱上行。此时,意念须随之上行而不可为别的事情分散注意力(勿忘);当其止于某处不复上行,甚或有所退下时,也不要用意向上导引(勿助)。因为上行之快慢完全取决于丹田中真气充实的程度,丹田越充实,上行的力量越大,速度越快;反之则上行中止,甚或倒退。当上行至脑后"玉枕关",屡屡欲上难通过时,可用内视头顶法,一般即可冲过玉枕关。本步是关键的一步。每日练功次数可适当增加至4~5次,每次需1小时左右。一般在一周之内,气流即可冲过"三枕关"。这也是因人而异的,快者一下子就可通过,力量也很猛;其次者需数次;慢者需数天;个别人可因特殊情况而久久难以通过。练本步功过程中,可出现项背强急,头如紧箍等情况,是冲关通督之前兆,不必疑虑放松;通关后(尾闾、夹脊、玉枕)自然轻松愉快。通关后呼气时热流直下丹田，吸气时热流沿脊而上过头顶至口腔，形成任督循环（即"小周天"）。至此境界，凡患有头晕、耳鸣、失眠健忘、性欲低下、月经不调、心悸气短、精神恍惚等病证者，皆可明显改善，长期坚持可望康复。无病者亦可使身轻体捷，精力充沛。

笔者认为在聚神的基础上持续练习，当丹田的气血能量蓄积到一定程度时，则会出现"积气冲关"打通督脉，又称通关或通督。此处有必要阐释一下关于督脉的现代解剖结构，在中医学中督脉是起于小腹内胞宫，下出会阴部，向后行于腰背正中至尾骶部的长强穴，沿脊柱上行，经项后至风府穴，入脑内，沿头部正中线，上行至颠顶百会穴，经前额下行至鼻尖的素髎穴，过人中，至上齿正中的龈交穴。通督解释目前缺少科学依据，功法书籍记载的都是练功者的个人感觉，笔者也未曾体验到通督的感受，在此处只能以现代解剖结构并加以大胆的推理来探讨。此阶段，由于气血能量持续地下行并经久蓄积，大脑处于清净、愉悦、情绪平和、呼吸徐缓的状态，也就是说大脑常处于一种清虚的状态，大脑得到充分休息，大脑气血能量消耗越来越少，导致肠道生精（再生气血能量）功能强化，人体气血能量水平显著提升，同时脊髓获得的气血能量也明显改善，功能强化，其周围神经功能加强均有利于气血能量的再生。当蓄积充足的气血能量经由骶尾部脊髓血液循环充盈，则从头颈部下行的脊髓动脉充盈，头部血供下行减少，大脑供血充足，则是气血能量上输大脑。大脑由于平素只通过前文中讲述的一种压力方式供能，即通过颈内动脉和椎动脉上行输送，在此刻间接变成两条通路供应气血能量，大脑在人体气血能量水平本身就很充足的情况下就更容易获得充足的气血能量供应，因此则阻断了大脑与其他五脏六腑争夺能量的恶性循环，避免启动气压机制来代偿，至此，小周天畅通，身心和谐，周而复始。坚持练习则会使身体处于一种健康态。

小周天的形成是有结构和循环基础的，大脑平常供能是通过从主动脉弓分出颈动脉和椎动脉来完成的，这样势必会造成脑、身夺争气血能量的情况，尤其在气血能量亏虚或持续处于慢性压力、焦虑、所欲不遂状态时，常常启动气压机制来代偿，气压机制代偿的结果虽优先保证了大脑供能，但加重了脑与以下各器官组织功能协调的矛盾，不利于气血能量的再生与补充，总气血能量呈一个消耗透支的趋势。然而小周天的形成，预示着气血能量通过胸主动脉、腹主动脉下行濡养五脏六腑功能加强，气血能量生成增加，大脑消耗减少，人体气血能量总水平处于一种蓄积增高的态势，在这个过程中，当气血能量到达一定水平后，便通过骶尾部脊髓节段性动脉血液的灌注逆行向上通过脊髓前后动脉依次经过脊髓腰段、胸段、颈段、延髓、脑桥、中脑，最后到大脑（此处指气血能量，非单纯血供），由此形成了一个完整的气血能量循环图，气血能量上下循环既保证能量的充足，也避免脑、身争夺气血能量启动气压机制来代偿。小周天形成，人体则处于一个气血能量充盈，身心和谐的健康良性循环态。笔者大胆推测小周天其实就是机体供能的一种特殊气血能量循环途径，即大脑供能由通常的颈内动脉和椎动脉上行供能变成通过沿脊髓前后动脉上行供能，呼气时，气血能量沿胸腹主动脉下行濡养五脏六腑，吸气时，气血能量沿脊髓前后动脉上行供能于大脑，如此刚好形成一个循环，在中医学中称为任督循环，气血能量从脊髓逆行上输大脑的过程就是通督的过程。小周天循环供能于躯体与大脑的好处是避免了发生气压机制代偿的可能性。

第五步：元神蓄力育生机。

任督循环形成后，一般仍意守下丹田，同时其他经脉也可相继开通。如头顶出现动力，可改守上丹田，可以灵活掌握，这叫"有欲观窍，无欲观妙"。

笔者认为小周天打通后（即打通任督二脉），人体气血能量运行的"高速公路网"得以建立，身体其他经脉和经络跟随着发生加速运转的作用，躯体的功能得到强化，能量生成系统功能加强，废物排泄畅通，随着元神的蓄积，尤其是脊髓和大脑功能获得很大改善，神经系统能更好地发挥其对人体其他各系统全面调节和统摄作用，身心和谐，气血能量充足，精力充沛，思维清晰，反应敏捷，行动矫健等，人体散发出朝气蓬勃的生机。

如上所述，气功能养身和治病就不再显得那么神秘了，它无形中遵循了生命规律，采取一些手段和措施（包括聚神、吐纳调息，辅以一些养生动作）来提升人体气血能量水平，让机体保持身心和谐，气机条畅，气血能量运行无阻的健康常态。气功疗法，道家又称"内丹术"，内丹是相对古人通过炼丹药（外丹）养生而言。中国道家称精、气、神为人体三宝，气功养生治病概括起来就是保养协调精气神，合理增加人体气血能量，它是对笔者运用人类生命物理科学阐释气功养生的高度概括和浓缩。笔者认为真气运行法养身治病是有效的，在遵循生命原理的科学理论指导下练习，毫无疑问对人体健康有所裨益。只是，在当今社会，人们大多内心浮躁，聚神不易，又或急于求成，又或缺乏明师指点等，很难有所成就，练习不好非但不能获益，而且可能酿成大错，追悔莫及。

3. 张洪林教授关于气功的认识

中国中医科学院原气功研究室主任张洪林教授在《还气功本来面目》一文中指出：《黄帝内经》中"恬淡虚无，真气从之，精神内守，病安从来""上古有真人者，提挈天地，把握阴阳，呼吸精气，独立守神，肌肉若一""故圣人传精神，服天气，而通神明""是以圣人为无为之事，乐恬淡之能，从欲快志于虚无之守，故寿命无穷，与天地终，此圣人之治身也""恬淡无为，乃能行气""独瞑独视，安心定气，久而不解"等明确了气功本质属性和基本概念，那么多论述无可辩驳地证明了"调神入静"是气功唯一的本质属性。"入静"是气功锻炼特别强调必须达到的一种意识状态，也被称为"气功态"。这是气功区别于其他锻炼方式的关键。换言之，有入静才能叫气功，没有入静的任何类似锻炼都不是气功。传统气功描述这种入静的意识状态为"似睡非睡，似醒非醒"，也称之为"一念代万念"。心理学将这种意识状态统一称为催眠状态。从现代心理学知识不难看出，练功过程实际上是一个以围绕着自我暗示为核心，聚精会神地自我想象、自我注意、自我感知的自我心理调节并进入自我催眠状态的过程。

同时，张教授从不同角度为气功下了定义，追本溯源，研究气功本质，精神可嘉。他从中医角度为气功下的定义：气功是通过调神入静促使气机协调（所谓心平气和），实现防治疾病目的的养生锻炼方法。从心理学角度下的定义：气功是通过自我心理调整，使意识进入自我催眠状态，促使生理功能变得协调，实现防治疾病目的的自我身心锻炼方法。根据气功锻炼方式下的定义：气功是以使用自我暗示为核心的手段，使意识进入自我催眠状态，通过良性心理调整，使体内各系统生理功能趋向协调甚至使某些病变的形态实质得以修复，从而达到防治疾病目的的自我身心锻炼方法。从行为医学角度下的定义：气功是一种有利于身心健康的自我催眠良性行为，坚持进行学习锻炼，最终在大脑以条件反射方式强化固定下来，是一种行为疗法。

笔者高度赞赏张教授从不同维度对气功下的定义，使其更容易为不同行业的研究人员所理解。笔者对气功防治疾病的解释是：气功以人体物理结构为基础，以如何提升气血能量为目标，通过良性心理暗示，配合呼吸调息，使身体各系统功能趋向协调来进行防治的身心锻炼方法。张教授是从心理影响躯体的角度出发来讲，笔者是从具体机制方面讲，两者整合的解释更能全面理解和认识气功防病治病的机制，揭秘其神秘面纱。

4. 气功练习中可能带来的问题

练习真气运行法最重要的是聚神和鼻息通畅，二者具有协同作用。如二者中有一项没做好，均会诱发气压机制带来危害，导致气机横逆、紊乱，导致肺内压、胃肠压、胸腹腔压增加，血压升高等。练习者可出现气机不畅，感到胸闷、腹胀、头痛头胀、心情烦躁、失眠等不适，严重者血压升高发生脑血管意外等事件，留下终身后遗症，甚至危及生命。笔者读中学时，当时社会上有练习气功的风气，笔者的一名男性同学，是班长，学习成绩良好，平素有自行练习气功的行为，有天晚上下晚自习后在练习过程中突然倒地，不省人事，动弹不得，最后经检查，发现是脑出血，险些丧命，幸好抢救及时，生命存活下来，可后来出现些许智力障碍，学习成绩日趋下降，一生都受到影响。

最后，需要告诉大家的是，如果年轻人或中老年人，睡眠及心态良好，作息规律，身体相对健康，自愈力已经在很好发挥作用了，不推荐这类人群练习真气运行法，没有得到高师的指点，很容易误入歧途，酿成大错。对于那些从小体弱多病、慢性疾病经久不愈、对药物治疗丧失信心者，有极大身心痛苦的个人，可根据实际情况在老师的指导下坚持练习，增加自愈力，可能会收到意想不到的效果。

第四节　长寿探秘

谈起长寿话题，自是源远流长，早在人类出现的那一天，人类就在为生存而斗争，为长寿而思考。2000多年前，中国古代医学集大成者及奠基之作《黄帝内经》之《素问·上古天真论》即有"上古之人，春秋皆度百岁，而动作不衰。今时之人，年半百而动作皆衰者，时世异耶？人将失之耶？"之问，其答曰："上古之人，其知道者，法于阴阳，和于术数，食饮有节，起居有常，不妄作劳，故能形与神俱，而尽终其天年，度百岁乃去。"不难看出，长寿几乎是古今人类的追求。正因为人类对长寿的追求，逐渐在神学、宗教、医学、哲学、艺术、养生、保健、康复、科学等中诞生了关于长寿的相关理论。随着科学技术的进步和人类生活水平的提高，人们逐渐把追求长寿作为终生目标，为了达到这一目标，有选择相信宗教的、有选择相信科学的、有选择相信自身的。相信宗教有选择信仰佛教、道教、基督教等之别；相信科学的人信奉科学为真理，没有科学验证的一律不信，在现实生活中表现为对现代医学的迷信；有选择相信中医的；有什么都不信，只相信自己的"唯我独尊"者。以上等等，谁对谁错，一言难尽，难以厘清。长寿是一个恒久的课题，影响因素众多，既有客观因素，又有主观因素，客观因素难以改变，唯有主观因素可以通过选择来适应或改变。笔者认为，要实现长寿，养生当是首选。养生的方法没有正误之分，但有层次维度和本末之分，选择适合自己的、能恒久坚持的、能达到目的就是最正确的。

当今社会，为了迎合人们对健康和长寿的需求，催生了许多养生文化和技巧，可谓五花八门。在信息时代，各种养生信息满天飞，若没有足够认知和定力，这些信息足以遮挡人的视线、搅乱人的心神、催生人的焦虑与恐惧、干扰人的是非判断，让人陷入误区而不自知，落入花钱不讨好的境况。笔者根据自己掌握的生命理论结合众多养生理念和方法，提取健康长寿和养生保健的内核，来帮助大家判断什么样的养生理念和方法适合自己，避免陷入误区、掉进陷阱。

一、健康长寿的前提

1. 长寿的概念

长寿就是寿命长。人活多大年龄为长寿？《素问·上古天真论》云："余闻上古之人，春秋皆度百岁，而动作不衰……所以能年皆度百岁而动作不衰者，以期德全不危也。"《灵枢·天年》云"黄帝曰：人之寿百岁而死，何以致之？……

五脏皆虚，神气皆去，形骸独居而终矣"。明代张介宾《类经》注"百岁者，天年之概"。《吕氏春秋·孟冬纪第十》云："人之寿，久之不过百，中寿不过六十。"目前将 80 岁作为长寿的最低年龄界限，逐渐被大多数人接受。

2. 长寿的前提

人体健康长寿，笔者总结出三个要素，分别是：气血能量充盈，气血能量畅通，大小便畅通。看似简单的三个要素，实则很多人难以做到，因为上述三个要素均受心神的调控，即受大脑认知思维情绪的调控，做到上述三个方面需要一个思想通，甚至思想通是关键。归纳起来是四个要素，简言之即"一充三通"，一充即气血充盈，三通即气血通、二便通、思想通，四者又相辅相成，相互促进，相互为用。任何有效的养生理念和方法最终将通过以上几个要素发挥作用，否则难以实现长寿目标。

二、养生遵循的原理

1. 宗教养生

社会上各种养生理念从高层次讲，它们大多是相通的，是殊途同归，只是在实际操作层面有所区别。首先以宗教信仰为例。

佛教：核心思想是通过四圣谛的教导，指导人们认识苦的本质，理解苦产生的原因，追求解脱痛苦的方法，并通过修行实践达到涅槃的境界。还通过自利和利他的精神，鼓励个人修行的同时帮助他人。实践中，常人可通过烧香、拜佛、诵经、静坐等方式获得某种程度的身心宁静，即可达到减少大脑气血能量消耗的目的。尤其是那一句"阿弥陀佛"和"双手合十"后躬身迎送的虔诚之举，摒弃了习佛者地域习俗、学历文化、地位高低及贫富悬殊之别，故习者众，受者广。

基督教：核心是上帝创世说，即宇宙万物（包括人类）都是上帝创造的。

核心价值观包括爱与仁慈、和平与宽恕、诚实与真理、谦逊与谅解、善良与慷慨、平等和博爱等。其中平等和博爱是核心价值观之一，它强调人人平等，每个人都有平等的权力，这些权利不可让渡，是上帝赋予的。同时也强调爱和仁爱的重要性，信徒被教导爱上帝，也要爱自己的近人。实践中表现为因心存感恩而祈祷和良好的人际关系以及对上帝的敬畏和虔诚等，无形中消减了逆生命规律的思想行为并启动了人体自愈机能，对健康长寿有所裨益。

道教：以"道"为核心，强调尊道贵德、养身贵生、慈爱度人、清净寡欲、自然无为、柔弱不争、返璞归真、天人合一、天道承负和性命双修。体现了道教追求与道合一、长生不老、内心平和、自然和谐以及无为而治的理想。道教中性命双修又衍生出运用道的规律主动作为，修炼"内丹"，成为后世气功养生的基础，气功养生、防病治病对健康长寿的效果是肯定的，前文已有论述，不再赘述。

儒家：核心思想是仁、义、礼、智、信、恕、忠、孝、悌，体现了儒家对于人与人之间关系、社会秩序和个人品德的看法，表面上看是思想对人们思想行为的道德约束，但从健康长寿来讲，高尚的道德水准、良好的社会秩序和人际关系也是健康长寿的必然要求。

综上所述，宗教信仰对健康的益处在于宣扬人与宇宙、人与人及人的自我约束（道德）等层面，教寻人们如何安身立命、如何与自然和人相处、如何理解健康长寿所遵循的底层原则，维度较高，能给人以长时间的心灵慰藉，不似科学那样绝对，如果对待宗教也像对待科学那样绝对，必然陷入健康危机，更谈不上长寿了。当然并不是所有宗教信仰者都能健康长寿，究其缘由，当属另外的话题。

2. 科学养生

科学养生的原理是基于现代科学技术的发展，对人体结构、生理病理、疾病现象的观察、实验、分析总结而成，整体是重运动而轻静养、重技术而轻理论、重局部而忘总体、重躯体而轻精神等。中国人民受几千年来传统养生保健思想的影响，坚持"以静为主，以动为辅"的养生理念，动静结合、性命双修在当今社会仍有很强的生命力。

3. 长寿者养生及原理

基于一个观察组对 33 个 100 岁以上老人和 50 个 98~99 岁老人进行观察，总结出一个长寿秘诀："一清""二白""四个好"。一清就是清淡饮食，菜多肉少，这么多的长寿老人中 100% 的饮食清淡，喜爱玉米粥、绿叶蔬菜、稀饭等五谷杂粮，吃肉很少甚至戒肉。二白是白开水，白天睡午觉。大多的长寿老人没有一个喝纯净水的，98% 以上是喝白开水。平素准备一瓶暖白开水分次饮用；白天睡 1~2 小时午觉，也是大多数长寿老人的习惯。四个好即心态好、人缘好、锻炼好、睡眠好。还有研究总结出健康长寿的两把金钥匙：乐观和生活有目标。

笔者总体上赞成上述总结，前者从生活习惯总结，后者从生活态度进行总结。生活习惯是养生的基础，是遵循养生之大道，无须特别学习就可做到。积极豁达的生活态度需要大智慧才能做到，多需要通过深度广泛的学习后转而追求一种积极简单的生活。良好的生活习惯是保证人体气血能量充盈的前提，乐观的生活态度是保障气血能量运行畅通的前提，"一充一通"是健康长寿的根本。如何做到气血能量长时间的充盈和畅通，确立生活目标就显得尤其重要，生活目标需要我们的理想或信念来支撑。人有了中长期的理想信念和生活目标，才不至于在生活中空虚、无聊、动摇、焦虑，避免气血能量的无故消耗和运行不畅。根据自身的实际情况确立生活目标，既有高度又能实现，也可确立追求实现自我的生活目标，追求真、善、美，实现自我价值，奉献人类社会。

三、长寿秘诀

1. 长寿秘诀

长寿秘诀归纳起来就是遵循天地之道，养成良好的生活习惯以充盈气血能量；保持乐观的生活态度以畅通气血能量的运行；确立积极的生活目标以持续调节气血能量消耗与再生的平衡，避免无故的消耗能量。以上是笔者认为长寿者有意或无意中共同遵守的秘诀。

2. 学术界的长寿者

长寿秘诀瞧瞧那些优秀的学者们和获得诺贝尔奖的科学家们就不难知道。例如近现代名人齐白石享年93岁，冯友兰享

第三章 健康维护

年95岁，钱穆享年96岁，季羡林享年98岁，冰心享年99岁，巴金享年101岁，杨绛享年105岁，宋美龄享年106岁，周有光教授享年112岁。英国一项研究结果表明，诺贝尔奖得主普遍长寿，平均寿命高达77.2岁，比仅获得提名的科学家平均寿命高1.4岁。现今诺贝尔奖得主、神经生物学家蒙塔尔奇尼享年103岁，中国科学院院士、诺贝尔奖得主杨振宁已经102岁，至今健在。中国著名科学家贝时璋享年107岁，程开甲享年102岁，钱学森享年98岁，钱伟长享年98岁，袁隆平享年91岁，中医泰斗邓铁涛享年104岁等等。当他们把事业当成毕生追求成为一种信念或者信仰时，自然确立了生活工作目标，并乐观坚信可以实现。长寿秘诀没有照抄照搬的范式和放之四海皆准的标准答案，唯有在人生成长过程中参透长寿前辈的深层道理，结合自己的实际情况并遵循上述三个秘诀，则是能获得健康长寿的基本条件。

第四章 未来医学展望

　　未来医学的发展方向有几种可能，第一种是在宏观生命原理的指导下，人们的预防保健理念和治病方式返璞归真，中国传统医学中的非药物疗法将再次辉煌，获得广泛认可，受益众多。第二种是现代医学飞速发展，研发的新药品层出不穷，为丰富对症治疗添砖加瓦；新技术的出现对少数疾病的认知更全面，更精确，治疗更精准；真正治病的医院可能在诊断设备和技术操作上更上一层楼，医生成为操作设备治病的技术人员；那些慢性疾病的病因研究和源头干预以及康复调理可能会交给另外专门的机构或人群来完成；利用基因治病，人类获益的可能性还有很长的路要走，短时间大众难以受益……可以预见的未来，人们会越来越怀疑现代医学的治病模式和理念，包括对合成类药物的排斥、对滥用手术治疗的怀疑、对尽早治疗论调的迟疑、对各种吹捧技术的观望等。人们可能更注重养生保健和疾病预防，医学可能会往整合的方向发展，多个专业组合成团队作战，便于从整体上来抓主要矛盾，并按轻重缓急和标本兼治的理念进行施治。下面展望医学未来发展可能出现的新趋势。

第四章 未来医学展望

第一节 认知治疗的需求增加

在科学飞速发展的今天,物质层面的富足表面上让很多个人或家庭看上去很富有。事实上,调查表明现代社会的人们幸福指数在下降,主要表现为莫名的焦虑、迷茫、恐惧以及无所事事、烦躁不安等心理状态在日益上升,社会心理问题逐步增多。医疗健康方面在表面一派和谐祥和氛围中,不乏暗流涌动,个体或群体事件时有发生,这些现象的背后本质上是一种非健康状态的心理所致,在个体身上表现为:有些疾病经久难愈,反复求医,医疗资源浪费较大;在群体上表现为普遍的认知匮乏,以讹传讹,观念不清等。如此因果循环,何时是头?唯有群体认知和智慧的提高方可化解。

一、认知的差异化

人类表面上看起来痛苦来源于疾病和死亡的威胁,事实上,人类的最大痛苦来源于心灵,本质上来源于认知,来源于对未知的恐惧和焦虑。疾病带来的痛苦很大部分也与人的认知密切相关。人与人最大的区别不在于高矮美丑、不在于富贵贫穷、不在于身份地位、也不在于学历与职业,而在于是否有根植于内心深处的那份宠辱不惊、淡定、冷静和对未来充满希望的信心。在当今社会,大部分人们在各自从事的行业中养家糊口无忧,但部分人成了工作和金钱的"奴隶",很少有来自灵魂深处的拷问及思索,当面临突如其来的变化和伤害时,犹如无头苍蝇到处乱窜，恐惧感、焦虑感、无助感油然而生，给自身和他人带来麻烦。

人类最大的秘密和值得每一个人奋斗终身的课题无非是关于人的学问，关于自身、人与人、人与天、人与地的学问，唯有做到对以上学问形成更高和整合性的透彻认识，方可无忧。要取得如此成就中的一项本身就很艰巨，全部获得更是难上加难，尤其是关于人体生命原理的破解就难倒了先辈们数千年。现代的学者们热衷于局部领域的研究，似乎取得了惊人成果，但这些成果只不过是让一些人获得短暂的利益和荣誉，放在人类历史长河中，数年、数十年后，则淹没在历史长河的废墟中无人问津。人的痛苦源于对自身和他人以及对自然和社会的无知和误解。由于无知给个人带来的心理情绪反应与特定疾病的发生是有必然联系的，在可预见的将来，无知的人类群体将会越来越多，在面临眼花缭乱的世界时，更是难以找准人生的方向，在无知的痛苦中挣扎，在无助中呻吟。

二、加强认知教育

因为认知缺失人群的增加，将来那些能帮助他人走出内心困境的智慧人士可能是社会最需要和大量需要的人。人们会把这种人与心理咨询联系起来，这不奇怪，在西方世界，解决人类心理疾病就是心理咨询师和宗教发挥了重要作用。在中国，对这方面的认识和为人们提供的帮助还远远不够，有这部分需求的人群往往游移于江湖或各大医院之间，很多人无知而不自知。现在中国的心理咨询要么照搬西方模式，要么蒙上神秘的面纱，落得与电影《周处除三害》故事中主角不知不觉陷入邪教的境况相似。西方的认知模式是建立在直观、看得见、实验室之上的，其哲学和整体思维匮乏，远远不能满足病患个体的需求，搬来的模式疗效极为有限。相反，传统中医学本身就是建立在朴素唯物辩证法的基础上的整体医学，结合现代医学知识，探索从整体和微观两相结合的方式来认识和阐释人体生理病理，具有显著的优势，也更符合当代中国人群的身心需要。要成长为一个优秀的认知治疗师，必然要经历一个广泛的学习和感悟并归纳整合的过程，具备慈悲之念且胸怀众生之苦，社会阅历丰富，方可成才。建立在西方思维模式上的认知治疗更多是在细枝末节上下功夫，也就难怪治疗周期长、患者难以坚持、治疗效果不佳了。常言说"道高一尺，魔高一丈"，认知治疗医师如果没有更高的道行和修为，又何以降服如此众多的心魔呢？

三、认知疗法的本质

认知疗法是提高认知最重要手段，通过认知提高，改变思维方式和生活行为方式，减轻恐惧、焦虑、烦躁和不安全感等情绪，减少大脑气血能量消耗和内耗，发挥机体自愈力，是治病的最高境界。

很多疾病的心理认知问题解决了，充分发挥人体的自愈力，疾病慢慢就消除了。笔者曾在临床上遇到一位40多岁的女性患者，头痛3年余，反复发作，以头枕部、双颞侧为主，疼痛难忍，严重影响生活、工作和睡眠，曾在多家大型三甲医院诊治，初期能获得效果，疗效时间不长，到后期，每月发作一次，止痛药、局部神经阻断治疗等均无疗效。我在一次查房过程仔细询问患者，并深刻理解头痛给她带来的困扰，用笔者的认知体系对头痛作了一番分析并确定了治疗方案。查房过程中，患者突然大哭一场，热泪盈眶，似乎终于找到懂她病的医生了，很快头痛就减轻大半，当天晚上一觉醒来，发现头不痛了，且持续至今未再复发。笔者在临床上常常强调治病有五个层次：最高层次是调神，第二是调气机，第三是调脏腑经络，第四是调气血，第五是治病。不难看出，见病治病是最低层次，也是最直观的层次，如果屡次从局部维度不能解决或事倍功半，那应考虑从更高维度入手，则事半功倍。一名好的医生应具备治病五个层次的思维认知，并懂得如何根据患者实际情况、所处环境等进行治病层次的切换、整合与协同。笔者认为，认知治疗就是调神的具体应用，更是从根本上解决问题的关键。但要反对那些打着中医的旗号，装神弄鬼，搞些玄乎其玄的把戏，可能针对个别患者有效，从长远来看，难免会混淆是非，于人类无益。认知治疗是新时代每个医师应该学习和掌握的，鉴于认知治疗从业者少和国人的认可度低，其服务的范围和受惠人群相对较少，国家应加强培养符合我国国情的认知医师队伍或授予现有医师的认知治疗权限以满足广大患者需求。或者退而求其次，多利用中国传统的非药物疗法，其副作用小，舒适度高，容易被人们接受。

第二节 中医非药物疗法及物理治疗的需求增加

一、中医非药物疗法的表现形式

在临床上，大多数患者都有一种认识误区，认为生病了就得吃药，吃药就能治愈。由于抱着这种心态，许多患者自患病后，就一直与药物形成不可分离的关系，甚至认为比进食三餐都重要。殊不知，在 2000 多年前，人们还处在封建时期，当时的医学巨著《黄帝内经》就主张将非药物治疗放在首位。《素问·异法方宜论》中记载："中央者，其地平以湿，天地所以生万物也众。其民食杂而不劳，故其病多痿厥寒热。其治宜导引按跷，故导引按跷者，亦从中央出也。"《灵枢·病传》也有："余受九针于夫子，而私览于诸方，或有导引行气、乔、摩、灸、熨、刺、焫、饮药之一者，可独守耶，将尽行乎？"《灵枢》这段文字清楚地表明在春秋战国及其之前的医学体系里，外治法优先于内治法，"导引行气"是中医治法中的主导，它单独使用或指导其他治疗方法：乔（按跷）、摩（按摩）、灸（艾灸）、熨（热敷）、刺（针刺）、焫（火针）、饮药（服药）。导引按跷，属于外治法，与针、灸、砭石、毒药一起合称中医治病五术，在《内经》时代，导引、乔摩则是治疗方法中的首先选择。

导引行气是人体主动采取一些动作，配合呼吸，调控脏腑、经络、气血、营卫，使得气机升降有序。"气为血之帅"，"气行则血行，气滞则血瘀"，导引以"导气"为根本，达到行气活血的目的，可以有效调节抑郁烦怒、神疲倦怠、纳少失眠等亚健康状态，重新建立起健康愉快的生活态度，进而达到调神治病的目的。从《内经》理论体系看，毒药治病是最后的措施。清代徐灵胎在《医学源流论》中说："圣人之所以全民生也，五谷为养，五果为助，五畜为益，五菜为充，而毒药则以之攻邪。故虽甘草、人参，误用致害，皆毒药之类也。古人好服食者，必生奇疾，犹之好战胜者，必有奇殃。是故兵之设也以除暴，不得已而后兴；药之设也以攻疾，亦不得已而后用，其道同也。"

二、非药物疗法遵循的原理

笔者认为，中医传统治病五术，包括导引按跷、针、灸、砭石、毒药，除毒药外，其余四种都是非药物疗法，这些非药物疗法流传至今，演变成了在医生进行的针刺、电针、艾灸、推拿、热敷等，在民众间则以保健按摩、浴足、刮痧、热熨、火疗、气功养生等形式出现。需要指出的是，导引术多是练习者以自身之力引动肢体所做俯仰屈伸运动，常和行气、按摩等相配合以锻炼形体的一种养生术，类似于气功中的动功，相当于现代的体育疗法。导引需要自我努力，意念引导，配合调息等，前期是一个艰苦的过程，如前面讲到的李少波真气运行法，需要通过自我引导来发挥自愈力，当今少有人能静下心来坚持练习，因此笔者预测将来更多的人愿意接受以推拿、按摩、浴足、针灸、热熨等为主体的物理治疗。当受者在放松心情，静心享受的过程中，精神放松，气息条畅，情志愉悦，人体气血能量消耗减少；同时这些疗法促进了气机畅达、脏腑经络气血流畅，有助于静脉的回流，减轻静脉淤阻，增加动脉的灌注，改善脏腑躯体功能，有益于气血能量的补充，因此具有确切的养生防病治病功效。

未来那些真正深谙导引按跷之理的施术者以及针灸大师，会受到广大患者群体的喜爱，他们施行的物理治疗手段将会越来越受到人们的重视和选择。这些物理治疗手段应该进行规范化培训、技术创新与探索，以期更符合未来人类的需求。

第三节 睡眠障碍及心理精神障碍患者日益增加

一、睡眠障碍及心理精神障碍患者的现状

据调查显示，中国成年人出现睡眠障碍的比例高达30%。研究表明，我国儿童和青少年心理障碍问题的检出率为12.97%，在人际交往、情绪控制、学习适应能力方面的问题尤其突出。大学生中患有焦虑、恐惧、神经衰弱等心理障碍的学生，占学生总数的16%以上。然而心理障碍更多见于20～40岁的工作压力大的人群。国外研究表明，25%～35%的急诊患者是由于心理方面的问题就诊。我国目前心理障碍患者约1600万，抑郁症患者约3000万，对于心理障碍的识别率和治

疗率较低,是我国卫生事业的巨大挑战之一。

睡眠障碍导致的身心症状在当今已逐渐成为人们就诊的常见疾病,睡眠的好处已有讨论,睡眠的坏处不言而喻。睡眠本身是人类最基本的需求,可今天睡眠越来越变成人们最奢侈的期待。睡眠障碍原因很多,有心理、疾病、年龄、睡眠环境等因素。睡眠障碍既是心理精神障碍的重要原因,也是心理精神障碍的主要表现。在现代医学中,有一种可怕的现象,就是把明明属于睡眠障碍引起的一些精神、躯体症状,不假思索地灌以焦虑、抑郁、强迫、妄想、躁狂等名称,反而增加了患者的心理包袱,常常使用价格昂贵的药品,效果不佳,副作用大,患者难以长期坚持,治疗常以失败而告终。如果医生把很多心理疾病以改善患者睡眠质量和时长为目标进行治疗,往往可以收到良好的治疗效果,可以避免或减少药物的不良反应,同时也能减轻患者的心理负担。

因睡眠障碍带来的社会危害已引起重视,人们也越来越开始关注睡眠了,"世界睡眠日"的设立,提醒人们关注自己的睡眠。可现代技术提供了无穷的方便和繁多的娱乐手段,欲望已被激发,这些无情地剥削了人们的睡眠,现在想"刹车",已经变得困难重重了。

二、睡眠障碍及心理精神障碍的危害

睡眠障碍及心理精神障碍已然成了疾病重要的病因,也是肿瘤和猝死重要的原因,其对我国广大人民群众健康的危害是显而易见的。对睡眠及心理障碍既要重视,也不要额外增加患者心理负担以加重睡眠障碍和心理包袱，应把个体的气血能量状态、睡眠状况、心理情绪作为一个整体来思考，慎重冠以"疾病"名称、贴上"疾病"标签，以免影响患者情绪，增加心理压力。将来以改善患者睡眠为主要目的的手段或综合方法的需求会明显增加，应加强探索效果良好、依赖性低、依从性好的方法为睡眠障碍及心理障碍患者服务。前文介绍的认知疗法、物理疗法具有上述优点，有理由认为认知疗法和物理疗法在改善睡眠质量，缓解焦虑情绪和抑郁必将大增，在配合西药使用时，可以减少西药的用量，增加疗效，减少不良反应，改变当前单纯靠加大药物剂量、联合用药、追求新药的治疗现状。

第四节　整合医学需求增加

一、整合医学是医学未来发展的方向

现代医学发展到今天，科学所向披靡，勇往直前，给人们无所不能的错觉。但事实上，把人体简单地看作一个机器的机械思维医学模式越来越面临新的挑战。由于对人本整体生命原理认识的未知，决定了治疗方式上的鲁莽和武断，贻害无穷：认识的局限就决定从业者可以光明正大地说不能治愈，或不能根治，让患者没有痊愈的希望；认识的局限使从业者毫无预见现有治疗可能带来的危害，或即使出现危害反而不知所措；认识的局限使从业者可以随意否定其他治疗的有效性和科学

性……几年前，中国科学院院士、中国消化第一人樊代明医生在接受采访时，谈到未来医学的发展方向提到"整合医学"一词，笔者相当认可。他虽然从事现代医学研究，但丰富的临床经验和感悟使他认识到现代医学技术的不足，这是现代医学中既得利益群体中的个人觉醒，对未来医学发展有不可低估的影响。如果有更多的人早日觉醒，无疑使医学的发展和人类健康的庇护将会更早受益。

　　现代医学分科日益精细化、专业化，由于对局部的过度深入研究，那部分研究者面对具体患者时，往往手足无措；对执着于部分手术术式改进的医者，长此以往沦为了与单纯重复机械无异的境况。当今，许多人都深有体会，一个住院患者可能在医院内多个科室转圈，但最终并未获得满意的效果。正如近期樊院士讲的那样："我们每个医生都在自己的局部做正确的事，可加起来对病人个人不一定是好事。"由于我们过度专注于局部，使我们忘却了人的整体，在面临一个复杂疾病现象和多种指标异常或多脏器功能衰竭时，让我们往往难以从众多的现象中抓主要矛盾，丧失从现象发现本质的能力，会走很多弯路，甚至付出许多生命的代价。我们在采取局部治疗时，是否考虑过它可能带来的短期获益和长期丧命的风险所占比例以及可能带来的潜在危害等？樊代明院士又说："整合医学是医学发展的必然方向、必由之路和必然选择，医生应该从人的整体出发，将医学各领域最先进的理论知识和临床各专科最有效的实践经验加以整合，并根据社会、环境、心理的现实进行修正、调整，使之成为更加符合、更加适合人体健康和疾病诊疗的新的医学体系。"他认为碎片化的知识会阻碍医学的进步，试想今天的社会，我们有多少医务工作者仍把自己掌握的碎片化知识当作法宝一样披着科学的外衣大肆鼓吹。科学是认识真理和规律的手段之一，是由实践无限趋近真理的方法，就算没有得到科学验证，真理和规律依旧发挥作用，发现真理和规律有多种方法，发现真理和规律的目的是应用它来分辨和认识我们宇宙间多样性现象和人体疾病的复杂性，科学不等于真理和规律。

二、医学未来的整合方向

整合医学，如何整合是一个伟大的课题，新中国成立以来，伟大领袖毛主席就曾提倡中西医结合，后来周总理有句名言："中医好，西医好，中西医结合更好。"可几十年过去，中西结合除了"青蒿素团队"为世界疟疾治疗做出重大贡献获得国内医学领域首个诺贝尔奖项外，其余少有重大研究突破，既无重大理论突破，也无重大治疗方案突破。不是中西医结合不好，是中医被那些打着中医旗号的代理人带偏了方向，弄得两不是，甚至到了生死存亡的境况。

将来整合医学的方向最终可能是在中西医结合的框架下取得重大突破，利用本书中阐释的生命的物理原理为指导，现代医学科学向系统医学整合发展，预防优先，尽量减少结构破坏性的治疗手段。中医学借助其整体观和辨证思维，统摄现代医学在术的层面取得的巨大成就，丰富在整体观和辨证的指导下安全有效、性价比高、长短期均能获益的治疗手段，为患者提供优质的医疗服务。正如钱学森先生早在 1980 年就提出"人体科学一定要有系统观,这就是中医的观点,所以医学的方向是中医,不是西医,西医也要走到中医的路上来。中医要真正搞清楚后将影响整个现代科学技术"。他还认为"中医的理论和实践我们真正理解了,总结了以后,要改造现在的科学技术,要引起科学革命"。

三、治病的五个层次及整合

笔者在长期的医疗实践中归纳出治病的五个层次如下:一是调神,二是调气机,三是调脏腑经络,四是调气血能量,五是治病。调神是最高层次,《素问·移精变气论》曰:"得神者昌,失神者亡。"《灵枢·九针十二原》:"粗守形,上守神。"不难看出,早在2000多年前,古人就认识到调神的重要性。今天的人们欲多、恐多、虑多、思多,神不内守,不调神,病必难治。调神可以使气机条畅,脏腑经络功能和谐统一、高效运转,减少气血能量的消耗,增加气血能量的再生,增强机体的自愈能力。调气机,与调神是密切相关的,处于第二个层次,精神内守,从欲快志于虚无之守,恬淡虚无,气从以顺,真气从之,病安从来。我们常常说心平气和,此处的心指精神、情绪等,精神虚无,情绪平和,自然气机也就顺畅了,气机条畅有助于脏腑经络正常运行和气血能量的再生。调脏腑经络,是治病的第三个层次,气机的条畅有助于脏腑经络功能的正常发挥,调整脏腑经络也有助于调神和气机的条达,同时有利于气血能量的正常运行与再生,这是我们很多物理疗法发挥防病治病的重要途径。例如针刺、推拿按摩、浴足、刮痧、艾灸、TDP神灯、气功养生等。调气血，是治的第四个层次。学中医的都知道，邪之所凑，其气必虚。患病的人，均有其气血能量不足的内因，合理使用补气血的药物来增加患者的正气，可以提高机体免疫力和自愈能力，利于疾病的康复，但当前面三个层次的紊乱没有得到纠正，补药是发挥不了作用的，反而会导致添堵加重病情的情况发生，社会上滥用补药的现象不明其理，贻害无穷。治病，是最低层次。它是基于人类最低级的认知而采取的行为，因为他们认为，眼见为实，看见的就是真实的，就是真相，就会在病上大做文章。当今社会，大多数医生都擅长治病，其实疾病只是众多因素叠加后导致的一种现象，现象可以千变万化，如果我们过多地停留在治病上，可以预见的将来，无论研发出多少新药物和发明多少新技术，都只是对症治疗手段，远远跟不上疾病变化的步伐，何谈根治和治愈呢。治病表面上是解除病痛，本质上应基于调和脏腑经络功能状态、增加气血能量的再生、恢复自愈机制去下功夫。综上所述，治病的五个层次是相辅相成的，维度有高低之分，合理使用好五个层次，时而综合使用，时而重在治病，时而重在调神，或治病调神兼施，因时、因地、因人变通使用或整合施治。当从局部治疗效果不佳时，应该考虑从整体下手；从宏观治疗效果不佳时，应当结合局部的重点治疗。当我们在面临千奇百怪的疾病现象难以下手治疗时，要学会不断切换思维、调整治疗维度、采取整合性措施，将会更好地帮助患者获得康复。

四、医学健康工程的四种输入途径的整合

中国工程院院士俞梦孙，是空军航空医学研究所、航空医学工程研究中心主任，北京大学健康系统工程研究所所长，航空生物医学工程开创人。他秉承了钱学森先生的关于人是具有高级思维活动的开放性复杂巨系统的观点，认为人体有三大输入：吃、环境、意识流。生命靠这三个输入存活，出毛病就是输入不恰当。同样要把人调好也是要搞好输入。输入是什么？是整体功能态，简称功能态，或者叫过渡态。人是心智和躯体两大开放复杂巨系统的协同，人又和环境之间组成了一个更大的系统。一个人生命到一定阶段，有了后代，在这个系统里有了延续，多层次自组织功能就这样在一代一代延续中进化、发展。从健康和疾病的角度来看，这个系统得以延续主要有三条：第一是维持稳态，保持健康的自稳态能力；第二是从功能和结构上使系统本身适应环境，功能结构相适应，在功能和结构上形成适应环境的自适应力，人没有这个能力很快就会患病；第三是排除异己、驱除障碍的自修复能力。人的生命总是在自发地走向或维持某种稳态，"走向"为主的过程叫功能态的过渡态，"维持"为主的过程叫功能态的稳态。从健康和疾病的角度看，以维持为主的功能态可分为五种：第一是特殊功能态，指人具有的特异的功能；第二是生理性稳态，就是健康态，比较健康，表现为稳态的范围宽、水平高；第三是稳态水平变窄，稍有降低，还没有产生障碍，叫亚生理性稳态，稳态水平差一点；第四种是已有障碍，为了避免整体稳态水平失

稳,以牺牲一些重要基础稳态为代价,建立了病理重构,形成了内部应激源,这就是慢性病,叫病理性稳态;第五就是衰竭态。过渡态也可以分为五类,这里不再详述。人体的健康水平和稳态水平的高低取决于过渡态的性质。过渡态过渡得好,人就会健康,过渡得不好,人就会生病,即功能态、稳态水平取决于过渡态。

俞梦孙院士把医学分为疾病医学和健康医学两大类。治病的医学是在多管闲事,因为人自己身上本来就有"治病"能力,很自然。这个能力比我们人为加上去的强得多。人为"治病"是在做一些不该做的闲事,反而容易带来危害。他认为医学是一门为人类构建走向稳态水平更高的顺应过渡态性质的过渡态科学,这就是健康医学,是助其恢复自组织功能的医学,用规模化方式实施健康医学的就是健康医学工程。健康医学工程必然是包含整合、程序化、优化的多学科、多途径、多措施并举的模式。错误的医学无视人的过渡态性质,降低稳态水平,危害人的健康。要从健康工程的角度解决健康与疾病,他主张从人体开放的四大输入途径采取措施,第一个是心的输入(信息输入),即通过五官入心的"精神文明和右脑有序工程";第二个是表,即通过肺和体表入"表"的"环境健康工程";第三个是里,即通过脾胃入"里"的"健康饮食和食物同源工程";第四个是场,即通过体表"场"影响人体系统经络血液循环,以激活人体系统"活力"的"有序性生命信息场装备工程"。俞院士总结归纳出了由疾病到健康的四条途径,是高屋建瓴的真知灼见,如能基于笔者生命宏观原理和治病层次理论,运用好上述四条途径,道术相合,将更好地造福于世人。俞梦孙院士作为继钱学森之后又一工程学巨匠,对健康的维护的主张与笔者和樊代明院士提出的整合医学模式具有相通性。具体在治疗疾病时,医生同样应从宏观上利用上述四种输入途径和五种治病理念帮助患者从过渡态(亚健康态)上升到更高水平的稳态并维持稳态,笔者提出治病的五个层次就是临床医生面对具体的患者应具备并灵活使用的基本能力,也是整合医学的具体体现。在此斗胆预测,灵活使用上述五个维度的治病理念并结合四种输入途径理论将是医学未来整合的方向,将会更好地造福人类。

第五节 全生命周期的健康管理服务模式的需求增加

一、全生命周期的健康管理服务模式应时而生

习近平总书记在全国卫生与健康大会上强调:"要坚定不移贯彻预防为主方针,坚持防治结合,努力为人民群众提供全生命周期的卫生与健康服务。"将全生命周期健康管理提到新的高度。笔者的恩师王超主任医师积极响应习总书记的号召,率先在我院实践垂范,并已取得良好的社会效应和经济效益。全生命周期健康管理服务模式是对未来医养结合模式的探索,符合我国国情,必将迎来社会极大的重视,也必将进一步促进健康管理的专业化、经营管理规范化,更好地为广大人民群众服务。

二、做好全生命周期的健康管理服务模式的探索

要做好全生命周期健康管理服务，必须配备高素质的人才及顶层设计团队、人才管理团队、学科专业团队等，真正做到既有高度和广度，又有科学分工与协作；既有专科思维，又有系统统筹；既有高精尖的现代技术，又有简便廉效的传统疗法，让人们真正受益。由于该理念的提出时间不长、缺乏实践经验，应本着实事求是精神，结合我国实际情况，探索出一条切实可行，为大众接受的全生命周期的健康管理服务模式。

第六节　以爱心为治病理念的需求增加

一、医院现状

今天笔者的医院外表看犹如大型购物超市，人来人往，川流不息，各取所需。器械日复一日的高效运转直至报废，添置先进的各型设备，追求购买高端诊疗设备；医生每天重复着类似的工作，望着相似的患者、操作同一台机器、带着惯性的思维，麻木的工作和疲惫的身心状态使他们忘记患者是我们的同类，其实患者的内心害怕冰冷的设备和数据。他们更需要的是医生温馨的问候、温暖的笑容、耐心的解释、真知灼见地分析，这些渐渐地被抛之脑后；漂亮的护士昼夜重复地干着打针输液发药的工作，繁忙和劳累使她们忘却了"白衣天使"应

有的优雅和温柔……

二、加强医学人文教育和实施

生命的特性决定了人总有一死，从业 20 余年，笔者发现医生真正能解决人类疾病问题的能力和手段十分有限，任何夸大医学治疗作用的人士都会很快遭到现实无情的打击，因此不要忽视爱心对疾病康复的重大贡献。常言说：爱治百病。现实生活中，夫妻关系融洽，家庭氛围温馨，人际关系良好的人群生病少，即使患病也容易康复。在合理运用精湛医学技术的前提下，同时充满人文关爱更有利于疾病的康复。尤其，将来我国将面临迎来社会老龄化的一系列问题，鳏寡孤独人群增多，社会问题显现，爱心既能治病也是一种社会责任。推荐每位医务工作者读读韩启德院士著的《医学的温度》一书，将会受到很多启发。

第七节　中医知识的普及与全面发展

一、大力发展中医药是必然趋势

中医知识的全面普及教育已经作为国家的战略正在实施，让笔者看到希望。这不因为笔者是学中医的就鼓吹中医，中医是一种文化，它根植于中华民族生生不息的历史长河中，为中华民族的繁荣昌盛做出了巨大贡献，称它为一种信仰也毫不为过。文化和信仰不是朝夕形成的,一旦形成,就像基因一样,代代相传,耳濡目染,它赋予个人和人群的力量是恒久的。2015年12月22日,习近平总书记在致中国中医科学院成立60周年贺信中就明确指出:"中医药学是中国古代科学的瑰宝,也是打开中华文明宝库的钥匙。"在中国传统文化中,儒、道、释、医常常并称,医是指中医,它与其他三种文化不同,何以独具魅力呢?它是文化信仰、传统哲学与适用技术相结合并随时代发展而进步的产物,以至于它在很多传统医学淘汰不见踪影的今天仍具有很强的生命力,依旧在为人类生命健康服务。当今现代医学发展正面临瓶颈,越向微观研究,离人体科学的整体认知越是距离遥远,与满足人类的需求亦相去甚远,此刻,中医更彰显出它作为时代之需的魅力。

2020年初,新冠病毒肺炎席卷全球,世界各国在世界抗疫史上主导了完全不同的抗疫模式并演绎出完全不同的成败画面。笔者有幸目睹和预测了全过程,生在中国这个大家庭中,幸福感、自豪感不言而喻。中共中央果断决策,迅速行动,充分利用和发挥了中医药在防治未知疾病的优势,倾举国之力,在短时间战胜疫情,国民生活、工作快速恢复常态,社会稳定、经济发展。中医作为文化信仰在传统哲学辩证观的指导下,运用整体观、系统观和具体的理法方药理论指导防治疫情发挥了重要作用,收到了良好效果,举世瞩目。下面分享笔者心目的中医,与君共勉。

中医并不神秘,那些故弄玄虚之人要么是想借此获利或者维持生计,要么还没真正进入中医之门。有人认为"中医"就是中国传统医学的简称;有人理解中医为"不偏不倚谓之中"，所以叫中庸医学，调理医学；班固在《汉书》中说："有病不治，常得中医。"意思是，即使生病不去治疗，其结果也往往是像得到过中等水平医生医治一样。之所以出现这种情况，是因为医生队伍中不可避免有滥竽充数的人，碰上庸医后果不堪设想。以上等等，对中医的理解各有道理，但并不全面准确。古时候，由于受封建思想的束缚，解剖水平受限，对人体脏器的直观认识远远不及今天，但也有一些感性认识，结合当时人们对其所生存的环境，即对天地风雨、日月星辰等的观察，上升为符号来表达其背后隐藏的规律，并运用来解释人体生理病理现象，就成为中医学最早的理论。《黄帝内经》的阴阳学说、五行学说、藏象学说等均是经历了感性到理性的抽象思维而成，也就难怪当今受现代眼见为实的直观科学思想影响的人们难以理解和接受，因为他们的理解不在同一个层面，一个在规律上，一个在现象上；一个在哲学宏观上，一个在科学微观上；一个是抽象思维，一个是感观思维。中医神秘之处在于人们没有理解它的理论是运用抽象思和哲学观点进行规律层面的提升，而拿现代解剖学结构进行对照理解，自然难以明了和感到神秘。不明道理，又能治好病，人们当然就更是一头雾水了，要么神秘化，要么彻底否认，走向两个极端。其实中医治病在于对它上升为规律的理论进行透彻地理解后，然后用规律去指导新事物、新现象、新疾病的认识和治疗，这样来理解就不显得那么神秘了。中医讲理、法、方、药一以贯通，明白了理，就能执简御繁，法可自定，方、药随意组合，灵活万变。现在很多中医还像西医那样，依旧停留在疾病现象上，即关注的疾病的症状和表面现象，而对症状背后的气血能量运行、气机紊乱、心神状况、环境因素等无所知晓,着力点在方和药上下功夫,如此治病,高低上下立判矣。

二、中医基础理论应守正创新

中医从业者首先要对中医理论中精华部分保持高度自信,即形成类似信仰的程度,但这一切来源于对纷繁复杂的中医理论、术语等的透彻理解、融会贯通,达到理论的顶峰(认知的顶峰),从而构建自己符合中医规律的辨正体系才可做到。有了这种自信后,就可以灵活运用现代医学提供术的手段,丰富解决临床问题的综合能力,效果自然满意。现实中经常出现这两种情况:有些医生讲道理口若悬河、飞沫四溅,但是治不了病;还有一部分医生,患者很多,信任度高,就是讲不出治愈疾病的道理。中国素有源远流长之说,理不明、源不清,流不长矣,这也许是很多治病绝活失传的重要原因。真正的中医大家是道术双馨之人,既能把道理讲透彻便于流传,又能解患者疾病之苦,两者缺一不可。不可否认,中医理论也有糟粕的成分,我们需运用多学科理论对其重新整理和解读,使其既符合中医本源,也具有科学可验证性,让人们能广泛接受并学以致用,才能为健康保驾护航。

中医基础理论应守正创新。几千年来,关于中医经典理论的解读、论述可谓汗牛充栋,理解不同,其理各异,指导治法和方药凌乱,莫衷一是。唯有对中医学基础和经典理论用现代化的语言进行解读,让大众读懂易明,才能理、法、方、药一以贯通地指导和服务患者,增加使用者和接受者的配合度,提高疗效。

古人云"为人子女者,不知医为不孝;为人父母者,不知医为不慈",这句话在当今仍有重要的现实意义。中医作为一种文化,作为一种哲学,作为一种养生治病手段,有其规律性,具有简、便、廉、效的特点,每个国民都应该学习、掌握和使用,这必将对中华民族全民健康和伟大复兴做出贡献。

第八节 精准医学取得重大发展

一、宏观精准防治领域取得突破

关于精准医学未来的发展趋势,笔者不敢妄言。此处笔者就文中提到的气压机制,从其入手,展望未来可能出现的些许精准医学进展。气压机制作为调节优先保证大脑气血能量供应的重要代偿机制之一,也是导致人体气机逆乱和身心失调的重要源头。鼻息不畅和会厌相对关闭不全是肺内气压升高和胃肠气压升高的两个重要结构基础,可以从此处着眼,展望精准医学宏观治疗层面的新靶点。

其一,下鼻甲部分切除术或消融术。鼻息不畅是气压机制的始动环节。鼻息不畅,外气道阻力增加,引起人体气机逆乱,气血能量运行障碍和亏虚。对于这一类顽固性疾患的人群,如果其他治疗效果均不佳,笔者大胆设想,可以考虑通过手术的方式,对下鼻甲做部分切除或消融术以利于保持鼻息的畅通,鼻息通畅了,气压机制形成的物理结构遭到破坏,是否就阻断一系列的恶性循环的发展呢？如睡眠的改善、焦虑抑郁的改善、消化吸收功能的改善等等，这有待进一步观察。当然手术切除部分鼻甲的坏处可能导致的不利之处在于：（1）由于鼻黏膜的破坏，可能会影响对吸入空气的清洁作用；（2）当人体不能用气压机制来满足大脑血供时，患者可能会感到头昏、嗜睡等不适；（3）可能过多使用应激机制和血管硬化机制来代偿，是否引发新的矛盾和紊乱，有待观察。笔者认为最重要的是在现实生活中，努力提高认知，合理调节欲望与需求，通过适当的方式释放压力等，不形成"心神失常－鼻息不利－外气道阻力增加－气体横逆犯胃、犯脾－影响气血能量的运行与再生"的条件反射链或恶性循环链才是首要的。一旦形成，只要外部条件具备，条件反射链将重启，因此容易反复发作，即使采取很多措施可以暂时阻断这条链，但难以根治。这就是为什么临床上很多心理疾病难以根治的原因。

手术前，建议先使用通鼻剂，以通窍醒脑，缓解不良情绪和畅通鼻息，以防气压代偿机制启动形成恶性循环。下鼻甲切除和消融术效果和潜在危害不明，谨慎使用。

其二，会厌修补或加固术。从前文可知，胃肠气体的积聚和气压增加与会厌受到气压冲击相对关闭不全有关，为避免呼出的气体经会厌逆流胃肠，增加会厌抗压能力和防止相对关闭不全，对会厌进行加固或修复就成为治疗的新的宏观靶点。如此则可防止肝气郁结进展为肝气犯胃、肝气犯脾，导致气机逆乱，加重气血运行的紊乱，气血再生减少。其潜在的危害与前者相似，当人体不能用气压机制代偿来满足大脑血供时，患者可能会感到头昏、嗜睡等不适症状；可能过多使用应激机制和血管硬化机制或未知机制来代偿，是否引发新的矛盾和紊乱，有待观察。

二、微观精准防治领域取得丰硕成果

现代医学按照现有模式继续在微观领域深入研究，探明疾病形成的分子链条后，从阻断链条、减少合成、减慢降解、增加浓度等方法提高某个激素、分子水平来治病。最典型的例子是最近几年在治疗2型糖尿病方面取得的进展，新药物层出不穷，大大丰富了临床医生药物选择范围；还有就是治疗恶性肿瘤的靶向药物，能显著提高患者的生存率。这些都是精准医学发展所取得的成果。但这些成果在笔者看来都不是精准医学的最终表现形式，因为它们仍处于对症治疗的范畴，根本谈不上治愈。我们期待的精准医学，是希望在未来的数十年、数百年甚至数千年后，能真正治愈我们今天所称的不能治愈的慢性非传染性疾病。如不能达到上述期待，今天所谓的精准医学压根就是一场无意的骗局。精准医学不仅只表现为一对一的、单一途径的精准治疗，还可以表现为对特殊慢性疾病（如肿瘤）的整合性精准治疗。我们寄希望在不远的未来，医学发展到人体生理病理完整系统理论形成，人体科学彻底揭秘，形成全新的认知体系后，建立起汇通中医与西医、人文与自然、整体与局部、宏观与微观、系统与分子多元化相结合的整合性精准医学模式，对相应疾病或症状群隐藏的宏观和微观关键靶点，从多维度、多靶点施治，标本兼顾，那时我们才算真正意义上开启精准医学造福全人类健康的历程。

参考书籍

[1] 吴清忠. 人体使用手册 [M]. 北京：北京科学技术出版社，2019.

[2] 王唯工. 气的乐章 [M]. 北京：中国人民大学出版社，2006.

[3] 柏树令，应大君. 系统解剖学（第5版）[M]. 北京：人民卫生出版社，2002.

[4] 邹仲之. 组织学与胚胎学（第5版）[M]. 北京：人民卫生出版社，2002.

[5] 姚泰，罗自强. 生理学 [M]. 北京：人民卫生出版社，2001.

[6] 王建枝，殷莲华. 病理生理学（第8版）[M]. 北京：人民卫生出版社，2013.

[7] 张学军，郑捷. 皮肤性病学（第9版）[M]. 北京：人民卫生出版社，2018.

[8] 李凌江，卢林. 精神病学（第3版）[M]. 北京：人民卫生出版社，2015.

[9]（美）理查德·格里格，菲利普·津巴多著. 王垒，王甦等译. 心理学与生活（第16版）[M]. 北京：人民邮电出版社，2003.

[10]（美）马斯洛著. 唐译编译. 人本哲学 [M]. 长春：吉林出版集团有限责任公司，2013.

[11]（奥）西格蒙德·弗洛伊德著. 李伟霞译. 性学三论与爱情心理学

[M]．武汉：武汉出版社，2013．

［12］（美）艾里希·弗洛姆著．刘福堂译．爱的艺术［M］．上海：上海译文出版社．2018．

［13］（美）维克多·E.弗兰克尔著．吕娜译．活出生命的意义［M］．北京：华夏出版社，2018．

［14］（奥）埃尔温·薛定谔著．张卜天译．生命是什么？［M］．北京：商务印书馆，2018．

［15］（英）保罗·戴维斯著．王培译．生命与新物理学［M］．北京：中信出版集团．2019．

［16］（英）史蒂芬·霍金著．许明贤，吴忠超译．时间简史［M］．长沙：湖南科学技术出版社，2018．

［17］（英）霭理士著．潘光旦译．性心理学［M］．济南：山东文艺出版社，2018．

［18］朱惠蓉著．谈心中医名家十讲［M］．上海：上海交通大学出版社，2018．

［19］李少波，李天晓著．李少波真气运行法［M］．北京：中国中医药出版社，2010．

［20］（英）尼古拉斯·詹姆斯著．朱邦芊译．癌症［M］．南京：译林出版社，2020．

［21］（奥）西格蒙德·弗洛伊德著．若初编译．梦的解析［M］．呼和浩特：远方出版社，2017．

［22］（日）西野精治著．尹凤竹译．斯坦福高效睡眠法［M］．北京：文化发展出版社，2018．

［23］（美）保罗·A.马克斯，詹姆斯·斯顿戈尔德著．李俊译．抗癌前线——一个人的革命［M］．北京：商务印书馆，2020．

［24］（俄）AndreiP.Kozlov著．高山，高宁达译．肿瘤：进化之光［M］．北京：中国科学技术出版社，2019．

［25］纳辉著．生命的跳转——当癌症遇上心理学［M］．广州：广州旅游出版社，2018．

［26］（奥）埃尔温·薛定谔著．赖海强译．薛定谔生命物理学讲义［M］．北京：北京联合出版社，2017．

［27］（美）阿尔伯特·爱因斯坦，（波）利奥波德·英费尔德，著张卜天译．物理学的进化［M］．北京：商务印书馆，2019．

［28］（英）查尔斯·科克尔著．张文韬，叶宣伽，张雪泽．生命的实验室［M］．北京：中信出版集团，2020．

［29］（比利时）普里戈金著．沈小峰，曾庆宏，严士健，马本堃译．从存在到演化［M］．北京：北京大学出版社，2007．

［30］上海交通大学钱学森研究中心著．智慧的钥匙——钱学森论系统科学（第2版）［M］．上海：上海交通大学出版社，2021

［31］钱学森著．论人体科学［M］．北京：人民军医出版社，1988．

［32］杜器，杨炳忻主编．医学的未来［M］．北京：中国友谊出版公司，2017．

［33］李恩，吴以岭，李振江，武密山著．医学向何处去——未来医学与中西医结合医学［M］．长春：世界图书出版社，2019．

［34］钱学森著．论人体科学与现代科技［M］．上海：上海交通大学出版社，1998．

致 谢

首先感谢我的父母，20世纪90年代初期，在艰苦的农村生活条件下，是他们的艰辛努力和付出，让我踏进医学的大门获得学习的机会。

感谢大学毕业后分配到的一家西医医院，优美的环境和休闲舒适的生活，还有朋友的鼓励和同事的鞭策，给予了我继续深造的动力，最终经过努力如愿以偿获得深造机会。

感谢研究生期间我的导师赵莺教授给予我的指导和对我宽松的管理，尊重我根据自己兴趣学习的行为；感谢研究生期间，在四川省人民医院临床学习中，姜荣建、程标、曾杰等老师对我毫无保留的指导，奠定了我的心血管理论和临床基础；感谢研究生期间同寝室室友们的鞭策和鼓励。

感谢我所在单位的领导，让我踏踏实实在临床一线工作十年后，给予岗位的调整，让我终于有时间开始重新学习中医理论，尤其是对"扶阳"学派理论的学习，激起我对中医的兴趣以及对中医经典理论的再学习，重新获得对中医更完整的认识，同时提高了临床疗效。

特别感谢我的全国第六批名老中医药专家学术经验继承指

致　谢

导老师——王超主任医师，是他的慧眼，给了我再次学习的机会，给予我方方面面指导、帮助与关爱，正是这个期间的学习、感悟和发表的系列论文，为我构思完成本书奠定了基础。

感谢大学同寝室的谭斌同学，他自诩作为"世界公民"的身份，在多次的交流中，对著作的结构和形式"挑毛病、找刺头"，给我提出宝贵的意见，使本书日臻完善。

完成本书，离不开中医学的整体观，离不开现代医学的系统解剖学、生理病理学知识，也离不开物理学的万有引力定律、热力学定律和气血能量运行的血流动力学等理论。在此，感谢那些在人类历史长河中提供认识论基础的先哲们，感谢那些从事现代医学研究的前辈们，感谢西方伟大的心理学先驱们，感谢那些近现代为研究生命奥秘做出巨大努力的物理学家们，感谢临床中给予我灵感的患者们，感谢数年来陪伴我的朋友和家人，我只是站在巨人的肩上做了个整合。还要感谢学苑出版社医药卫生编辑室的老师，是他们发现了拙作的闪光点，并给予中肯的建议、付出辛苦的劳动，使得本书顺利出版。